Mary Z

die METHODE der WUNDER

Angelic Quantum Spirals

Verändere dein Leben in Lichtgeschwindigkeit!

Impressum

DIE METHODE DER WUNDER – Angelic Quantum Spirals
Mary Zapiti

Mary Zapiti
wunder@maryzapiti.com
Besuchen Sie mich im Internet: www.maryzapiti.com

ISBN Softcover: 978-3-96443-885-0

Mitwirkend: Nafsika Samalidou

Lektorat: Ioanna Gatzigianni
Layout und Gestaltung: Eleni Denaxa
Bestellung und Vertrieb: Nova MD GmbH, Vachendorf

Dieses Buch dient der Information über die Anwendung „DIE METHODE DER WUNDER – Angelic Quantum Spirals“. *Die hier beschriebene Methode ist nicht als Ersatz für professionelle medizinische Behandlung bei gesundheitlichen Beschwerden zu verstehen, noch beabsichtigt die Autorin Diagnosen zu stellen oder Therapieempfehlungen zu geben. Bitte nehmen Sie im Zweifelsfall beziehungsweise bei ernsthaften Beschwerden immer ärztliche Hilfe in Anspruch. Alle Angaben erfolgen ohne Gewähr. Weder Autorin noch Verlag können für eventuelle Nachteile, die direkt oder indirekt aus den im Buch gemachten praktischen Hinweisen resultieren, eine Haftung übernehmen.*

Bibliografische Information der Deutschen Nationalbibliothek: Die Deutsche Nationalbibliothek verzeichnet diese Publikation in der Deutschen Nationalbibliografie; detaillierte bibliografische Daten sind im Internet über http://dnb.d-nb.de abrufbar.

„Ich wünsche Dir von ganzem Herzen

...ein Leben voller Wunder.“

Mary Zapiti

Inhalt

Vorsicht!

Beim Weiterlesen besteht Wundergefahr!

In deinen Händen hältst du „DIE METHODE DER WUNDER – Angelic Quantum Spirals“ und genau das war mein Wunsch: Das Wissen über Wunder und meine Erfahrungen mit den Engeln auch an dich weiterzugeben. Dieses Buch ist ein „Ratgeber der Engel“, von dem du dir immer wieder aufs Neue Inspiration und Hilfe holen kannst, wenn du sie brauchst. Es sind keine Vorkenntnisse nötig und du musst auch nicht an Engel glauben. Es funktioniert so oder so!

Lass deiner Phantasie einfach freien Lauf und sei experimentierfreudig, denn du kannst nichts falsch machen.

Nun, mein „Wunder“-barer, mutiger Leser, auf geht's!

Öffne dein Herz und erlaube den Engeln, dir das Tor zu den unendlichen Möglichkeiten zu öffnen. So wirst du zum Schöpfer deiner Realität und erschaffst dir das Leben deiner Träume.

Was ist die Methode der Wunder?

Angelic Quantum Spirals (AQS) ist eine außergewöhnliche Methode mit beeindruckenden Ergebnissen. Hochfrequente Engelsenergien, die aus dem reinen Ursprung stammen und aus Licht, höherem Bewusstsein und Liebe bestehen helfen dir, jede negative Situation in Lichtgeschwindigkeit positiv zu verändern.

Die Methode der Wunder lässt sich leicht anwenden und wirkt bei Problemen und Themen wie Gesundheit (physisch und psychisch), Familie, Gefühle, Beziehungen, Finanzen, Beruf, Erfolg, Vermögenswerte, u.v.m.

Zudem kannst du diese Methode nicht nur bei Personen, sondern auch an Tieren und Räumlichkeiten anwenden. Du brauchst dazu nicht einmal in direktem Kontakt mit ihnen zu sein, sie funktioniert genauso über Distanz. Therapeuten und Coaches profitieren von AQS ebenso wie jeder, der sein eigenes Leben verändern will oder einem geliebten Menschen etwas Gutes tun möchte.

Es ist wichtig zu wissen, dass alle Probleme mit denen wir uns täglich auseinandersetzen, durch niedrig schwingende Energien ausgelöst werden, wie z.B. negative Gedanken, Gefühle, Traumata, belastende Situationen oder auch negatives Karma. Dadurch ist es nach dem Gesetz der Anziehung fast unmöglich, Positives anzuziehen. Die AQS Methode bietet genau an dieser Stelle eine ideale Lösung: Mit ihren hochfrequenten Engelspiralen transformiert sie negative Frequenzen sofort in positive.

1

Plötzlich war ich in einer anderen Welt

Meine außerkörperliche Erfahrung mit den Engeln

Wir alle möchten ein glückliches, erfolgreiches und kreatives Leben voller Liebe führen. Doch kommt es zuweilen vor, dass wir die Kontrolle über unser Leben verlieren, begleitet von einem Gefühl der Hilflosigkeit. Leider kommt fast jeder Mensch einmal in so eine aussichtslose Situation.

Ich hatte meine große Lebenskrise im Jahr 1996. Heute weiß ich, dass diese Krise sehr wichtig war, denn sie führte mich zu einer spirituellen und außerkörperlichen Erfahrung mit der Engelswelt – einem Wunder, durch das ich begann, die Welt mit völlig anderen Augen zu betrachten.

In meinem „früheren Leben" war ich eine erfolgreiche Unternehmerin, besaß Kosmetikinstitute mit eigener Kosmetikserie, eine Kosmetikboutique in einem 5-Sterne-Hotel in Athen und weitere auf verschiedenen Kreuzfahrtschiffen. Zu meinen Kunden zählten Prominente aus der Mode-, Film- und Werbebranche. Mein Interesse galt hauptsächlich den Geschäften und meinem beruflichen Erfolg.

Bis eines Tages der Ruin kam.

Nach einer großen Fehlinvestition, bei der ich betrogen wurde, verlor ich alles, was ich hatte und saß plötzlich auf einem Berg Schulden. Was mir aber buchstäblich den Boden unter den Füßen wegzog, war, dass sich zur gleichen Zeit auch mein Partner von mir trennte. Die Situation schien hoffnungslos. Ich befand mich in einer Sackgasse und es gab niemanden, an den ich mich wenden konnte.

So saß ich, an Ostern besagten Jahres, ganz allein und mittellos in meiner luxuriösen Wohnung. Überall feierten die Menschen, hörten laute Musik und grillten das Osterlamm mit ihren Familien. Und ich? War allein, verzweifelt, sehr zornig und ohne meine Familie, die nichts von meinen Problemen wusste.

Mich plagten Existenzängste. Ich wusste nicht, wie ich finanziell über die Runden kommen sollte und blickte in eine ungewisse Zukunft. Je mehr ich über meine Situation nachdachte, desto verzweifelter und zorniger wurde ich.

Irgendwann hielt ich es nicht mehr aus und schrie:

„Gott, wenn es dich gibt, tu etwas, aber tue es jetzt!“

Und dann geschah ein Wunder.

Vor mir erschien ein Engel mit dem Gesicht meines geliebten Freundes Evangelos, der leider viel zu früh verstorben ist. Ich weiß nicht wie, aber er brachte mich in eine andere Dimension und entschwand wieder.

An jenem Ort fühlte ich mich sehr wohl, denn Licht und

unendlicher Frieden umhüllten mich. Ich hörte himmlische Gesänge und Klänge und obwohl weit und breit niemand zu sehen war, wusste ich, dass dies Engelsstimmen waren.

Selig und glücklich dachte ich: Jetzt bin ich im Paradies. Irgendwann – ich hatte jegliches Zeitgefühl verloren – sah ich plötzlich den Engel wiederkommen und befürchtete schon das Schlimmste.

„Oh Gott", dachte ich, *„er will mich wieder auf die Erde zurückbringen!"*

Als er näher kam, sagte ich deshalb zu ihm: *„Ich weiß, was du willst, aber ich komme nicht mit. Ich gehe nicht zurück, nein, nie wieder zu diesen Betrügern und Heuchlern, die mich ruiniert haben. Ich bleibe hier oben bei den Engeln."*

Der Engel lächelte sanft und antwortete: *„Weißt du, Engel im Himmel gibt es genug, auf der Erde aber nicht. Deshalb musst du zurück!"*

Es sollten sieben Jahre vergehen, ehe ich verstand, was er wirklich meinte. In jenem Moment konnte ich damit jedenfalls nichts anfangen und gab schnippisch zurück: *„Was kann ich dafür, dass es nicht genug Engel auf der Erde gibt? Ich bin kein Engel. Schickt doch einfach mehr Engel auf die Erde."*

Daraufhin nahm er mich sanft in seine Arme und führte mich an einen Ort, der wie eine Höhle aussah, die von einem großen Feuer im Hintergrund beleuchtet wurde. In der Mitte standen zwei weiße Betten und um sie herum eine in weiß gekleidete Engelschar. Er legte mich auf das rechte Bett.

Als ich mich zu ihm wandte, stellte ich erstaunt fest, dass sich sein Gesicht verändert hatte. Es war nicht mehr das, meines geliebten Freundes, dieses war weiblicher. Ich beobachtete diese Veränderung ohne Angst, eher mit vielen Fragezeichen.

Er bemerkte dies und sagte zu mir: *„Ich bin dein Schutzengel und bin dir mit dem Gesicht von Evangelos erschienen, weil ich wusste, dass du mir auf diese Weise vertraust und keine Angst haben wirst, mir zu folgen."*

Erstaunt fragte ich: *„Mein Schutzengel? Habe ich einen Schutzengel?" „Ja"*, antwortete er.

Während ich auf dem Bett lag, sah ich, wie sich ein anderer Engel auf das linke Bett neben mir legte. Dieser Engel schien mir männlich zu sein, wogegen ich Einwände hatte. Ich bat um einen weiblichen Engel.

Mein Schutzengel lächelte verständnisvoll und erklärte mir. *„Wir Engel haben kein Geschlecht, sondern beide Anteile. Wir sind androgyn."*

Daraufhin griff mein Schutzengel nach meinem rechten Unterarm und schnitt mir mit einem Lichtskalpell die Pulsader auf. Ich schrie auf. Der Schmerz war intensiv und als ich auf meinen Arm schaute, erschrak ich. Statt Blut floss eine zähe, schwarze Masse heraus, wie Teer.
Ich schaute meinen Engel an und fragte, was das sei.

„Das ist negative Energie – all die negativen Gedanken und Gefühle von Zorn, Verzweiflung, Trauer, Wut und Angst, die du in dir hast", antwortete er.

Indem er das sagte, nahm er meinen linken Unterarm und schnitt mir auch diese Pulsader auf. Doch hier floss nichts heraus.

Dann drehte er sich zum Engel, der neben mir lag und schnitt dessen rechte Pulsader auf. Helles Licht strömte heraus.

Schließlich führte mein Schutzengel den Unterarm des Engels an meinen linken Unterarm und band uns mit einem rosa Band zusammen.

So lagen wir eine Weile da. Das Ganze ähnelte einer Bluttransfusion. Ich fragte meinen Engel, was das zu bedeuten habe und er antwortete: *„Dies ist eine Energietransfusion. Es fließt neues Wissen und ein höheres Bewusstsein in dein Energiefeld. Dieses ist nicht nur für dich bestimmt, wir möchten, dass du es an die Menschen weitergibst."*

Auch diesmal verstand ich nicht, was er damit meinte und so fragte ich ihn:

„Warum musste ich erst alles verlieren, bevor du mir erscheinst? Konntest du nicht früher kommen, um mich zu warnen?"

Seine Antwort lautete: *„Glaubst du, du würdest noch am Leben sein, wenn ich dich damals nicht beschützt hätte?"*

Ich erinnerte mich sofort an eine übernatürliche Erfahrung, die ich vor Jahren bei einem Beinahe-Unfall hatte:

Damals fuhr ich mit meinem Auto auf der Autobahn und drückte ordentlich aufs Gaspedal, da ich es immer genossen habe schnell zu fahren. Mit 160 km/h raste ich in eine Kurve, die ich falsch eingeschätzt hatte. Ich musste scharf bremsen, meine linke Bremszange brach und ich geriet bei voller Fahrt auf die Gegenspur. In diesem Moment hätte ich in Panik geraten müssen, doch stattdessen blieb ich ruhig. Ich spürte, wie eine sanfte Energie meinen Körper durchströmte und das Steuer übernahm. Sie lenkte das Auto wieder auf die richtige Spur, schaltete langsam die Gänge herunter, führte es an den Straßenrand und zog am Ende die Handbremse!

Dann verließ mich diese Energie wieder. Es fühlte sich

an, als würde ich aus einer Trance erwachen und erstaunlicherweise blieb ich völlig ruhig Mindestens eine halbe Stunde lang saß ich still da und versuchte zu verstehen, was geschehen war. Mir war bewusst, dass nicht ich, sondern jemand anderes den Wagen gesteuert hatte. Doch wer oder was war das? Mein Kopf war voller Fragen, auf die ich keine Antworten fand.

Ich erinnere mich noch genau, wie ich kurz dachte, dass ich gerade ein Wunder erlebt hatte, den Gedanken aber sofort wieder als unsinnig verwarf – und den Abschleppdienst anrief.

Mein Engel merkte, dass ich an dieses Ereignis dachte und blieb ganz still. Nach einer Weile wurde ich wieder unruhig und fragte ihn erneut:

„Jetzt ist mir klar, dass du mir damals das Leben gerettet hast, aber warum hast du meine finanzielle Katastrophe zugelassen? Ich habe doch nie jemanden betrogen, um so etwas zu verdienen."

Liebevoll antwortete er mir: *„Das ist geschehen, um dieses Kapitel in deinem Leben abzuschließen. Eine neue Zeit bricht für dich an und du musst nun deiner wahren Mission folgen.*

Dir eröffnet sich ein neuer Weg."

Welche Mission meinte er? Was ist das für ein neuer Weg? Was war an dem alten falsch gewesen?

„Nichts war daran falsch. Nur dein Lebensplan ist ein anderer", antwortete er. Ich verstand nichts von alledem. Als Geschäftsfrau wusste ich was ein Businessplan ist, doch ich hatte keine Ahnung, was mit einem Lebensplan gemeint war.

„Hab Vertrauen. Du wirst geführt werden und auf diesem Weg nicht allein sein. Als dein Schutzengel werde ich dich immer beglei-

ten und dir helfen, wann immer du nach mir rufst."

„Aber wieso bist du mir erschienen?

Ich habe dich doch nicht gerufen."

„Doch, du hast mich gerufen als du sagtest: Gott, wenn es dich gibt, tu etwas, aber tue es jetzt!"

„Ja, aber du bist doch nicht Gott."

„Nein, natürlich nicht. Doch ich bin für dich so etwas wie sein persönlicher Abgesandter. Dass ich dir mit dem Gesicht von Evangelos erschienen bin, ist ebenfalls ein Zeichen.

Der Name allein – Evangelos!"

(Anmerkung: Im Griechischen bedeutet die Vorsilbe *ev-* ‚gut' und *angelos* ‚Engel' oder ‚Gesandter').

Ich ließ seine Worte auf mich wirken und plötzlich fiel mir etwas ein: Mein Freund Evangelos hatte mich nie bei meinem Namen gerufen, sondern immer nur Marieangela. Mir gefiel das überhaupt nicht, doch er bestand darauf. Sein höheres Bewusstsein wusste wohl damals schon etwas, was ich nicht einmal erahnen konnte.

Die Unterhaltung mit meinem Schutzengel ging stundenlang weiter. Ich stellte ihm viele Fragen zu verschiedenen Bereichen meines Lebens.

Obwohl ich den Sinn seiner Antworten nicht immer verstand, wurde ich immer ruhiger.

Die wichtigste Frage war, wie mein Leben weitergehen würde.

Mein Schutzengel beruhigte mich: *„Hab keine Angst. Wir Engel helfen dir dabei, deinen Lebensplan zu erfüllen. Vertraue darauf, dass alles zum richtigen Zeitpunkt geschehen wird."*

Seine Worte berührten mich und tief in mir spürte ich, dass dies die absolute Wahrheit war. Heute bin ich mir sicher, dass es auch für immer so bleiben wird.

Dann kam der Moment, an dem mein Schutzengel mir ankündigte:

„Es ist jetzt an der Zeit zurückzukehren.“

Zurück auf der Erde

Ich spürte seine sanfte Berührung und diesmal leistete ich keinen Widerstand. Ich ließ es einfach geschehen. Mit Worten kann ich es kaum beschreiben… ich spürte regelrecht die Veränderung der Dimensionen auf dem Weg zurück. Meine Energie wandelte sich von einer leichten, immateriellen in eine immer dichtere Form.

Mit einem Mal war ich wieder in meinem physischen Körper. Das Zurückkommen fühlte sich wie ein kleines Erdbeben an. Mein erster Blick galt meinen Unterarmen. Ich war davon überzeugt, dass ich Narben hatte, aber es war nichts zu sehen.

Ich saß da und konnte mir nicht erklären was mit mir geschehen war. Doch eines wusste ich mit Sicherheit: All das hatte ich nicht geträumt. Diese Begegnung war real!

Ich schaute auf die Uhr. Es war 6 Uhr morgens. Zwölf Stunden waren vergangen, seit mir mein Schutzengel erschienen war. Da wurde mir auf einmal bewusst, dass ich keine negativen Gefühle mehr spürte. Die Verzweiflung, die Wut, die Angst, die Aussichtslosigkeit und alle Negativität von früher – wie aufgelöst. Obwohl ich mich im gleichen Körper befand, war ich ein völlig neuer Mensch. Als hätte meine Seele eine ganzheitliche Transformation erfahren.

Von da an wusste ich, dass alles gut wird. Die Antwort auf meine Frage *Gott, wenn es dich gibt…* war eindeutig. Jetzt war ich mir sicher: Es gibt Gott. Eine nie zuvor empfundene Glückseligkeit erfüllte mich.

Natürlich hatte ich immer noch keine Ahnung, was auf mich zukommen würde, doch ich wusste nun, dass ich nicht allein bin. Es existierte ein höheres Bewusstsein, dem ich absolut vertrauen konnte.

Voller Freude, wollte ich meinen Freunden von diesem unglaublichen Erlebnis erzählen. Doch ihre Reaktionen enttäuschten mich. Keiner glaubte mir und ihre Kommentare klangen in etwa so:

„Ja, Mary wir wissen, dass du in letzter Zeit viel durchgemacht hast. Der Mensch bildet sich schon mal so einiges ein, um über seine Probleme hinwegzukommen. Das hast du bestimmt nur geträumt." Sie schauten mich mitleidig an und glaubten sicher, dass ich so langsam meinen Verstand verliere.

Daraufhin beschloss ich, nie wieder mit anderen Menschen über Engel zu reden. Diese Blöße wollte ich mir unter keinen Umständen wieder geben. Dabei wollte ich mich so gerne mit jemandem darüber austauschen.

Ich fragte mich, ob es wohl andere Menschen mit ähnlichen Erfahrungen gab und machte mich auf die Suche nach Informationen zum Thema. Zu meiner Überraschung fand ich zahlreiche Publikationen und Erfahrungsberichte. Ich war erleichtert.

Da draußen gab es viele Menschen, die ähnliche metaphysische und außerkörperliche Erfahrungen gemacht hatten – das gab mir Mut.

Die Beziehung zu meinem Schutzengel wurde mit der

Zeit immer enger, denn ich pflegte täglich den Kontakt zu ihm. Es war nicht mehr nötig, dass er mir erschien. Seine Existenz war für mich selbstverständlich. Ich hörte seine Antworten wie eine innere Stimme oder er übermittelte mir diese als Gefühl. Mit der Zeit entwickelte ich ein besseres Gespür für seine Antworten, die oft eine ganz bestimmte Energie hatten. Bei positiven Antworten hatte ich ein gutes Gefühl, z.B. Freude, Ruhe, Vertrauen oder Liebe. Bei negativen Antworten spürte ich ein unruhiges und manchmal auch ängstliches Gefühl.

Inzwischen war ich mir sicher, dass mein neuer Lebensweg mit Lebensberatung und Therapie mit Hilfe der Engel zu tun haben würde. So fing ich an, unterschiedliche Therapieansätze zu studieren.

Nach einiger Zeit richtete ich mir in meiner Wohnung einige Zimmer als Therapieräume ein und fing an, meinen Lebensunterhalt mit Psychotherapie und alternativen Heilmethoden zu verdienen.

Vor jeder Sitzung holte ich himmlischen Rat ein. Dabei bat ich meinen Schutzengel, mit dem Schutzengel des jeweiligen Klienten in Kontakt zu treten und ihn zu fragen, was das Beste für seinen Schützling wäre.

Meistens landete ich einen Volltreffer.

Das sprach sich rum und meine Praxis wurde immer erfolgreicher – doch niemand kannte das große Geheimnis meines Erfolges.

Mit der Zeit traute ich mich sogar auch Erzengel um Rat zu bitten, allerdings nur, wenn es sich um größere Probleme handelte, die entweder meine Klienten oder mich betrafen.

Trotz allem wagte ich es weiterhin nicht, anderen Men-

schen von den Engeln zu erzählen, obwohl ich sonst immer mutig meine Meinung sagte.
Bis zu dem Abend, an dem etwas sehr Seltsames geschah.

Mein Schutzengel meldete sich mit einer sich ständig wiederholenden Nachricht: *„Du musst Elena anrufen. Wir haben eine wichtige Mitteilung für sie.“*

Elena war eine Kosmetikerin, die meine Produkte kaufte. Anfangs reagierte ich negativ: Ich konnte doch nicht eine Kundin anrufen und sagen: Hallo, ich habe eine Nachricht von den Engeln für dich. Die würde mich auslachen und überall erzählen, dass ich jetzt spinne. Ich weigerte mich vehement, doch mein Schutzengel ließ mir keine Ruhe.

Ständig wiederholte er: *„Ruf Elena an, Ruf Elena an!“* Ich hatte also keine andere Wahl und versprach ihm schließlich, am nächsten Tag mit Elena zu telefonieren. Ich entschied mich aber, ihr erst mal den wahren Grund für meinen Anruf zu verschweigen und dann weiter zu sehen. Ich rief sie also an:

„Hallo Elena, ich muss dich unbedingt sprechen, wann können wir uns treffen?“

„Oh, hallo Mary, du, im Moment passt es leider gar nicht. Geht es um ein neues Produkt?“

„Nein. Das hat nichts mit Produkten zu tun. Es geht um etwas, das ich mit dir nicht am Telefon besprechen kann.“

„Ja, können wir das wirklich nicht telefonisch besprechen?“

„Nein, können wir leider nicht und es ist sehr wichtig, du musst unbedingt zu mir kommen“, beharrte ich, obwohl ich überhaupt nicht wusste, worüber wir eigentlich sprechen würden. Elena sagte schließlich widerwillig und misstrauisch zu. Sie würde um 10 Uhr abends bei mir sein.

Pünktlich klingelte es an der Tür. Als ich aufmachte, sah ich eine ziemlich genervte Elena vor mir stehen. *„Nun sag mir mal, was so wichtig ist, dass du es mir nicht am Telefon sagen konntest"*, fuhr sie mich an.

Spontan gab ich darauf zurück:

„Elena, hast du ein Problem?"

Elena verschlug es die Sprache. *„Woher weißt du das? Ich habe mit niemandem darüber gesprochen"*, sagte sie leise.

„Halt mich bitte nicht für verrückt, wenn ich dir jetzt sage, dass ich es von den Engeln weiß. Sie sagten mir, dass sie eine Botschaft für dich hätten."

Da brach Elena in Tränen aus.

„Meinst du das im Ernst? Seit drei Tagen bete ich zu Gott, dass er mir hilft und mir ein Zeichen schickt. Ich war so verzweifelt! Und du sagst mir jetzt, dass du eine Botschaft von den Engeln für mich hast?"

„Ja, genauso ist es", sagte ich und konnte es selbst kaum fassen. Wir waren beide überrascht, doch gleichzeitig fühlte es sich sehr vertraut an. Als wäre es das Normalste auf der Welt. Mir kam der Gedanke, dass Elena vielleicht, genauso wie ich damals, Gott um Hilfe gebeten hatte. Nur war ihr kein Engel erschienen, denn die Engel hatten mich gebeten, ihr eine Nachricht zu überbringen. Da erinnerte ich mich auch an die Worte meines Engels, als ich nicht wieder zurück auf die Erde wollte. *„Weißt du, Engel im Himmel gibt genug, auf der Erde aber nicht. Deshalb musst du zurück!"*

War das also meine Mission? Zwischen Menschen und Engeln zu vermitteln?

Ich hielt die weinende Elena eine Weile in meinen Armen, dann fragte ich sie, was ihr solche Sorgen bereitet.

„Mein Mann ist spurlos verschwunden“, antwortete sie. *„Ich habe schon überall nach ihm gesucht. Ich war bei der Polizei, in Krankenhäusern, überall, aber er ist nirgends aufzufinden.“*

Da sprudelten, wie aus heiterem Himmel, die folgenden Worte aus mir heraus:

„Weißt du, deinem Mann geht es gut. Doch du hast ihn in letzter Zeit sehr vernachlässigt und ganz vergessen, dass es ihn gibt. Du hast eure Beziehung als selbstverständlich betrachtet und ihn wie Luft behandelt. So sehr warst du mit deinem Beruf und den Kindern beschäftigt, dass er eine Affäre mit einer anderen Frau begonnen hat. Er liebt sie nicht. Es ist eher ein Hilfeschrei nach Aufmerksamkeit und Zuwendung. In zwei Tagen wird er zurückkommen. Sei nicht wütend auf ihn, sondern reagiere verständnisvoll. Ihr müsst euch zusammensetzen und über alles reden. Dann könnt ihr wieder gemeinsam neu beginnen.“

Elena war total perplex. *„Oh, wie recht du hast. Ich habe ihn völlig vernachlässigt. Für mich war alles andere wichtiger als er und ich habe unsere Beziehung als selbstverständlich erachtet.“*

Sie bedankte sich herzlich bei mir. Nun wusste sie, was sie machen musste, und ging ruhig und erleichtert nach Hause.

Nachdem sie gegangen war, brauchte ich noch eine Weile, um aus dem leicht tranceartigen Zustand wieder zu mir zu kommen. Dann aber überkamen mich ernste Zweifel.

Alles was ich zu ihr gesagt hatte, war ungefiltert aus mir herausgesprudelt. Das waren sicher nicht meine Worte gewesen. Woher hätte ich denn dies alles wissen können?

„Oh Gott, was habe ich der Frau soeben erzählt“, dachte ich. Waren das alles Hirngespinste von mir? Ich war es zwar inzwischen gewohnt, von den Engeln Antworten auf meine Fragen zu bekommen, doch dies war jetzt eine völlig neue

Erfahrung. Was ist, wenn ihrem Mann wirklich etwas passiert war und er bei einem Unfall sein Gedächtnis verloren hatte? Während seine Frau ruhig zuhause saß und darauf wartete, dass er voller Reue zurückkommt.

Ich war verwirrt und mein Glaube war angeschlagen. Es blieb mir nichts anderes übrig, als zu hoffen, dass Elenas Mann wieder auftauchen würde.

Und tatsächlich: Nach zwei Tagen bekam ich den ersehnten Anruf von Elena: *„Es ist alles genauso, wie du es gesagt hast. Ich danke dir und den Engeln. Es ist ein echtes Wunder wie Gott unsere Gebete erhört und beantwortet.“*

Meine Erleichterung war unbeschreiblich. Es waren also doch keine Hirngespinste gewesen, sondern mein erstes „*Channeling*“ für eine andere Person. Prompt bekam ich Schuldgefühle, weil ich gezweifelt hatte. Die Engel hatten mir einen Menschen geschickt, der ihre Hilfe brauchte – nun fühlte ich Ehrfurcht und Dankbarkeit für ihr Vertrauen.

Es sollten noch viele weitere Fälle dieser Art folgen und ich muss zugeben, dass ich jedes Mal gezweifelt habe, ob ich das Richtige tue. Gleichzeitig war die Antwort aber immer richtig, sodass ich meiner Verbindung zu den Engeln immer mehr vertraute.

Von Freunden und Bekannten, die durch mich Hilfe von den Engeln bekommen hatten, wurde ich immer wieder gefragt, ob ich nicht auch ihren Verwandten oder Freunden helfen könnte. Ich sagte ihnen, dass ich dies nur tun könne, wenn ich von „Oben“ dafür beauftragt werde. Eines Tages jedoch, bat mich eine Bekannte so sehr darum, es doch wenigstens zu versuchen, dass ich mich darauf einließ. Und siehe da, es funktionierte tatsächlich. Das war der Auslöser, der mich dazu brachte, mich für die Anliegen aller Menschen zu öffnen.

Die positiven Ergebnisse, ließen mein Vertrauen wachsen und meine Zweifel schwinden.

Die Engel bildeten mich Schritt für Schritt aus und gaben mir Anleitungen für Engelseminare, um den Menschen zu zeigen, wie auch sie Kontakt zu den Engeln aufnehmen können. Gleichzeitig führten sie mich zu großartigen Lehrern, von denen ich ihre Therapieansätze lernen durfte und die mir neue Horizonte eröffneten.

Doch es verging kein Tag, ohne dass mir die Engel wertvolles Wissen übermittelten, um diese Methoden zu bereichern und neue Engelheilmethoden zu empfangen.

Daraufhin gründete ich die *Academy of Angel Healing* in Athen, in der ich bis heute Engelseminare und Ausbildungen zum Engeltherapeuten anbiete.

2

Engel
Glaube oder Wirklichkeit?

Nach meinem ersten Kontakt mit den Engeln wollte ich wissen, ob auch andere Menschen ähnliche Erfahrungen gemacht hatten. Zu meiner Überraschung fand ich schnell zahlreiche Berichte und wissenschaftliche Artikel zu diesem Thema.

In einer repräsentativen Umfrage vom Juni 2016, die vom Meinungsforschungsinstitut YouGov im Auftrag der Deutschen Presseagentur erstellt wurde, heißt es: „Jeder zweite Deutsche glaubt an Schutzengel“.[1]

Und einer Umfrage der Baylor University in Texas zufolge, glaubt auch jeder zweite Amerikaner an Schutzengel.[2]

Besonders interessant ist eine Dissertation von Leonie von Oldenburg, die an der Philosophischen Fakultät der Eberhard-Karls Universität Tübingen eingereicht wurde und den Titel „Moderne Esoterik am Beispiel von Engel-Orakel-Karten“[3] trägt. In dieser wird der katholische Theologe Thomas Ruster zitiert, der den modernen Engelsglauben als „neue Engelreligion“ bezeichnet.

„Die Engelreligion ist allgemein und für alles offen, zugleich auch individuell und zutiefst persönlich; sie ist undogmatisch und demokratisch; sie ist wirklich eine Religion für unsere Zeit. Außerdem hat die Engelreligion alle konfessionellen Grenzen und religiösen Abgrenzungen überwunden und ist bereits die universale Religion."

Ich würde meinen Glauben an die Engel nicht als Religion bezeichnen. Dennoch sind Engel himmlische Begleiter für alle Menschen und insofern ist es richtig, dass sie über den Religionen stehen.

Denn wenn du etwas erlebt hast, musst du nicht mehr daran glauben. Das wird dann für dich zur gelebten Realität. Es stellt sich also nicht die Frage des Glaubens, sondern die der Erfahrung.

Ich kann natürlich nachempfinden, warum Menschen, die diese Erfahrung nicht gemacht haben, mir immer wieder dieselbe Frage stellen: Gibt es Engel wirklich oder entspringen sie unserer Fantasie?

Für mich gibt es sie wirklich, doch ich respektiere natürlich, wenn jemand nicht an sie glaubt. Wichtig ist auf jeden Fall, dass jeder die Freiheit hat, an das zu glauben, was ihm zusagt. Ich versuche niemandem zu beweisen, dass es Engel gibt. Für mich wäre es schön, wenn die Menschen Erfahrungen mit Engeln zulassen würden, damit unsere Welt wieder zu einem Paradies werden kann. Der heilige Thomas von Aquin wies bereits im 13. Jahrhundert darauf hin, dass das Universum ohne Engel unvollkommen ist und die gesamte körperliche Welt von Gott durch seine Engel verwaltet wird.[4]

3

Schutzengel

Wenn dies dein erstes Buch über Engel ist, dann ist es ein Zeichen dafür, dass du jetzt bereit bist, eine tiefere Beziehung mit den Engeln einzugehen.

Mein Schutzengel hat mich gebeten, dir zuerst von der Beziehung eines Menschen zu seinem Schutzengel zu erzählen, bevor wir zur Angelic Quantum Spirals Methode übergehen.

Damit hat er natürlich vollkommen recht, denn vor jeder Anwendung der Methode steht immer der Aufruf unseres Schutzengels, um uns zu führen, zu beschützen und uns mit den anderen Engeln zu verbinden.

Was ist ein Schutzengel?

Ein Schutzengel ist etwas ganz Besonderes. Er ist exklusiv nur für dich von Gott gesandt. Sozusagen dein persönlicher Bodyguard, Seelsorger, Psychotherapeut, Freund, Wegweiser, der dir hilft, deinen Lebensplan zu verwirklichen. Für mich ist mein Schutzengel mein weiser Lehrer, der mich immer richtig berät. Aus diesem Grund folge ich auch immer seinem Rat. Ohne ihn wäre ich in meinem Leben nie so weit gekommen.

Du fragst dich vielleicht, warum die Beziehung zu unserem Schutzengel so wichtig ist. Nun, ich kann dir da natürlich nur aus meiner eigenen Erfahrung heraus antworten. Die Begegnung mit meinem Schutzengel war eines der wichtigsten Ereignisse in meinem Leben. Ihm verdanke ich meinen spirituellen Lebensweg, der mir viel Freude, Glück, Liebe, Weisheit und Erfolg geschenkt hat. Allein der Gedanke daran, dass ich heute nicht mehr am Leben wäre, hätte er den Autounfall nicht verhindert, erfüllt mich mit Dankbarkeit.

Wenn du nun eine Beziehung mit deinem Schutzengel eingehst, wirst du sehen, welche großen Veränderungen dies für dein Leben bedeuten wird und dich selten wieder allein fühlen. Schritt für Schritt wirst du spüren, dass es für alle Probleme eine Lösung gibt, die der Himmel für dich bereit hält und dir über deinen Schutzengel vermittelt.

Ja, du hast richtig verstanden. Dein Schutzengel ist der Schlüssel zu deiner Beziehung mit dem Göttlichen und seinen unendlichen Möglichkeiten. Jeder Schutzengel arbeitet eng mit den Erzengeln zusammen, die über ihren farbigen Strahl eine einzigartige göttliche Qualität und Mission repräsentieren.

Er ist oft über eine lange Zeit mit einem bestimmten Erzengel verbunden. So kann es sein, dass der Schutzengel eines Richters oder eines Rechtsanwaltes eng mit Erzengel Michael zusammenarbeitet, um göttliche Gerechtigkeit walten zu lassen. Schutzengel von Ärzten und Menschen, die in Heilberufen tätig sind, arbeiten gerne Hand in Hand mit Erzengel Raphael, dem Engel der göttlichen Heilung.

Es ist wichtig zu wissen, dass dein Schutzengel nicht ungefragt in dein Leben eingreifen darf. Er ist an das *Gesetz des freien Willens* gebunden. Es gibt nur eine Ausnahme: Er greift ein, wenn dein Leben in Gefahr ist und es nicht zu diesem Zeitpunkt in deinem Lebensplan vorgesehen war, dass du deinen Körper verlässt.

Es ist durchaus möglich, dass er Unfälle oder lebensgefährliche Situationen in deinem Leben geschehen lässt, damit du eine wichtige Lehre daraus ziehen und den nächsten Wachstumsschritt machen kannst.

Du hast die Wahl, deine Lektionen durch Leid (wenn du ihn nicht um Hilfe bittest) oder auf eine angenehmere Weise, mit seiner Unterstützung, zu lernen. Er hilft dir, das Bewusstsein zu erlangen, das dir ermöglicht, günstigere Umstände für dein Leben zu erschaffen.

Selbst deine Zweifel an seiner Existenz hindern ihn nicht daran, stets an deiner Seite zu stehen.

Das Gesetz des freien Willens

Der Wille des Menschen ist unantastbar. Der freie Wille des Menschen muss unbedingt eingehalten werden. Jeder sollte den Willen des Anderen achten, solange dieser Wille nicht gegen seinen eigenen Willen gerichtet ist. Durch dieses Gesetz kann sich jeder Mensch frei entfalten.

Jeder Mensch ist aus göttlicher Sicht ein gleichberechtigtes Einzelwesen, das auf der Erde seinen individuellen Weg finden und beschreiten soll. Er kann seinen freien Willen nutzen, um selbständig und ohne Zwang eigene Entscheidungen zu treffen. Gleichzeitig trägt der Mensch aber auch die Verantwortung für sein Handeln und die Konsequenzen, die sich daraus ergeben – in diesem oder in einem nächsten Leben.

Wie baue ich die Beziehung zu meinem Schutzengel auf?

Damit dies geschieht, ist es wichtig, eine Beziehung zu deinem Schutzengel aufbauen zu wollen. Es ist keine Voraussetzung an ihn zu glauben, aber es wäre natürlich besser. Schließlich wird uns diese Beziehung nicht aufgezwungen. Wir müssen sie wollen und nach ihr verlangen.

Vorbereitung für den ersten Kontakt mit deinem Schutzengel:

1. Bereite dich auf dieses Treffen vor, als würdest du einen lieben Menschen zu Besuch erwarten
2. Nimm dir genug Zeit für diese Begegnung
3. Achte darauf, allein zu sein und von niemandem gestört zu werden
4. Suche dir einen ruhigen Ort aus, an dem du dich wohl fühlst
5. Bereite eine schöne Atmosphäre vor, mit sanfter Musik, Kerzen und Düften, die du magst (Räucherstäbchen, Aroma-Öle und -Kerzen o.ä.)

Sobald alles vorbereitet ist, schließe deine Augen. Atme ein paar Mal ganz ruhig ein und aus. Komme in Kontakt mit deinem Herzen. Du kannst auch deine Hände auf dein Herz legen.

Habe die klare Intention, deinem Schutzengel zu begegnen. Fange an, dich innerlich auf diesen Kontakt zu freuen und bleib neugierig wie ein kleines Kind, das etwas Neues erkunden will.

Wenn du dich innerlich bereit fühlst, rufe deinen Schutzengel mit liebevollen Worten.

Das könnte ungefähr so lauten:
„Mein lieber Schutzengel, ich freue mich auf unsere erste Begegnung. Bitte komm zu mir und umarme mich mit deiner Liebe und Gutmütigkeit. Hilf mir, dich zu spüren."

Dein Schutzengel kommt immer, wenn du ihn rufst, auch wenn du vielleicht seine Präsenz nicht spürst. Erzähle deinem Schutzengel einfach alles, was dir auf dem Herzen liegt und frage ihn, was immer du möchtest. Er ist ein sehr guter Zuhörer.

Seine Antworten können aus einem oder mehreren Sätzen bestehen und sich wie eine innere, liebenswerte Stimme anhören – oder ein Bild sein, dass dir vor deinem geistigen Auge erscheint oder ein Gefühl, das in dir aufkommt.

Dein Schutzengel – und generell jeder Engel – wird immer liebevoll mit dir sprechen. Wenn er allerdings merkt, dass du seinen Rat nicht befolgst, kann er auch streng werden, jedoch niemals in böser Absicht. Mit der Zeit und je öfter du den Kontakt zu ihm suchst, wirst du vielleicht auch andere Engel wahrnehmen. Du wirst sie anhand ihrer Stimmen und Energien voneinander unterscheiden können. Denn jeder Engel hat, so wie jeder Mensch, eine eigene Stimme und Schwingung.

Bei einer Stimme, die mit unverschämtem oder abwertendem Ton zu dir spricht, dich verurteilt, dir droht oder bei der du etwas Negatives fühlst, wie Angst, Furcht oder Wut, handelt es sich nie um die Antwort eines Engels.

Nur wenn er dich vor etwas warnen will, wird ein Engel dir eventuell ein negatives körperliches Gefühl übermitteln, wie Druck im Magenbereich, Spannungsgefühl im Kopf, schneller Herzschlag etc.

Doch, wie bereits erwähnt, haben wir einen freien Willen und unser Schutzengel darf nicht ungefragt eingreifen. Mein Wille war es nun, dass mein Schutzengel immer eingreift, wenn es nötig ist, also hatte ich eines Tages folgende Idee: Meinem Schutzengel ganz offiziell eine schriftliche Dauervollmacht auszustellen. Ich habe mir schönes Briefpapier mit einem entsprechenden Umschlag ausgesucht, meinen Namen als Absender und als Empfänger „An meinen Schutzengel" geschrieben.

Und so sah diese Vollmacht aus:

Mein lieber Schutzengel,

hiermit gebe ich dir die Vollmacht, immer in mein Leben einzugreifen, wenn du es für nötig hältst. Wenn ich etwas tue, was nicht meinem oder dem Höheren Wohl der Anderen dient, gebe mir bitte ein eindeutiges Zeichen, das mich davon abhält, es zu tun. Hilf mir, zu erkennen, wenn ich von meinem Lebensweg abweichen sollte. Schreite immer ein, wenn mein Leben oder meine Seele in Gefahr ist und dies nicht zu meinem Lebensplan gehört.

Wenn etwas passiert, das ich nicht verstehe, hilf mir bitte, die wichtige Lehre daraus zu ziehen. Führe mich täglich, sodass ich meine Lebensaufgabe erfüllen kann.

Darunter habe ich meine Unterschrift gesetzt.

Es gibt kein anderes Geschöpf, das dich Tag und Nacht begleitet, dich führt und beschützt, deshalb solltest du die Beziehung zu deinem Schutzengel besonders gut pflegen.

Durch meine langjährige Erfahrung im Channeln habe ich schon Hunderte von Schutzengeln gesehen. Ich kann sofort unterscheiden, ob ein Mensch einen engen und guten Kontakt zu seinem Schutzengel pflegt, oder ob er selten oder gar keine Verbindung zu ihm aufnimmt.

Schutzengel, die nie gerufen werden, sehen meistens aus, als ob sie schlafen oder sich langweilen, sie wirken kraftlos. Ihr Licht und ihre Farben sind nicht sehr hell und lebendig.

Das ist eigentlich logisch. Stell dir einen Bodyguard vor, der beauftragt ist, einen Kunden auf Schritt und Tritt zu begleiten und auf ihn aufzupassen. Doch der Kunde ignoriert ihn gänzlich. Das würde ihn nicht gerade motivieren und nach einer Weile käme er sich sicherlich ziemlich überflüssig vor.

Wie pflege ich die Beziehung zu meinem Schutzengel?

Das ist ganz einfach: Indem du regen Kontakt zu ihm pflegst, mit ihm redest, ihn um seine Meinung und um seine Hilfe bittest.

Du kannst deinen Schutzengel morgens nach dem Aufwachen begrüßen, mit einem Satz wie z.B.:
„Guten Morgen mein lieber Schutzengel. Es freut mich so, dass es dich gibt. Bitte begleite mich auch heute und hilf mir einen wundervollen, fröhlichen und kreativen Tag zu haben.“

Genauso kannst du dich zum Abklang des Tages bei ihm bedanken und ihn bitten, dass er auch nachts über deinen Schlaf und deine Träume wacht.

4

Wie Engel mit uns kommunizieren

Channeling

Channeling ist eine natürliche Methode und eine wichtige Art der Kommunikation zwischen Menschen und Engeln, höheren Dimensionen und lichtvollen Wesenheiten.

Der kommunizierende Mensch begibt sich in tiefe Entspannung und kommt dadurch in den Theta-Zustand (4-8 Hz Gehirnwellenfrequenz), aus welchem er sich mit höheren Dimensionen verbinden und die lichtvollen Wesenheiten spüren kann. Er interagiert mit ihnen und wird offen für die Übermittlung von Botschaften.

Antworten, Informationen und Ideen, die er durch höhere Frequenzen erhält, übersetzt sein Gehirn in Bilder, Emotionen und menschliche Sprache (üblicherweise in die Muttersprache), damit er sie einfacher übermitteln kann.

Channeling bedeutet, dass eine Person zum „Kanal" für die Übertragung von Energie oder Informationen wird. Die Energie oder Informationen werden direkt an das Gehirn und den feinstofflichen Körper übertragen, welche als „Empfänger" agieren. Während diese Person ihrer Intuition und dem Kontakt mit dem Lichtwesen vollkommen vertraut, empfängt sie die Botschaften und übermittelt sie ins „Hier und Jetzt“.

Auf welche Weise erfolgt das Channeling?
Die Übertragung der Informationen erfolgt durch:

- Direkte Sprachkommunikation mit den höheren Dimensionen
- Energie-Channeling – Direkte Aufnahme der Energie in das feinstoffliche System des Menschen
- Automatisches Schreiben
- Visionen und Bilder
- Automatisches Zeichnen und Malen
- Ganzkörper-Channeling – Die Wesenheit wirkt durch den gesamten Körper des Vermittelnden und drückt sich über Sprache, Berührung, Bewegung und Mimik aus

Es gibt auch eine seltenere Art des Channelings. In diesem Fall nehmen die himmlischen Wesenheiten von selbst den Kontakt zu einem Menschen auf, dem sie vertrauen und bei dem sie sich sicher sind, dass dieser die Botschaft auch übermittelt.

Um als reiner Kanal für höher schwingende Energien und als „guter“ Vermittler zu agieren, ist es erforderlich, dass sich der Mensch in einer höheren Schwingung befindet und seine außersinnliche Wahrnehmung aktiviert ist (Hellsichtigkeit, Hellhörigkeit, Hellfühligkeit, Hellriechigkeit und andere), d.h. dass er seine Sinne auf höherem Niveau schärft. Darüber hinaus ist auch häufige Praxis und Erfahrung wichtig.

Welche besondere Bedeutung hat das Channeling?
Als Menschen, die in der dichten, materiellen und niedrig schwingenden Erde leben, haben wir nur eine begrenzte Wahrnehmung. Die geistige Welt hingegen kennt die wahren Hintergründe und Ursachen vieler unserer Probleme und Schwierigkeiten.

Die himmlischen Wesenheiten haben höhere und heilende Schwingungsfrequenzen und eine außergewöhnliche Wahrnehmung. Ihr Wissen und Zugang zu umfassender Wahrheit und Weisheit ist für uns unvorstellbar.

Ihre Heilkraft und Informationen können für uns sehr hilfreich und von unschätzbarem Wert sein. Sie sind in der Lage, uns auf die Ursache unserer Probleme aufmerksam zu machen, um uns dann zu helfen, die Lösung zu finden, die dem höchsten Wohl aller dient. Die Engel helfen uns, behutsam Kontakt mit dem höheren Bewusstsein aufzunehmen.

Wie machen sich Engel bemerkbar?

Engel erscheinen uns in unterschiedlicher Form und besonders dann, wenn wir eine Antwort oder ihre Hilfe benötigen. Ganz typische Zeichen sind Federn, die plötzlich wie aus dem Nichts auftauchen oder sogar vom Himmel fallen. Aber auch durch Engelsfiguren, Skulpturen und Bilder, die uns begegnen, ja sogar durch Wolken, die die

Form eines Engels annehmen, können sie ihre Präsenz zeigen. Oder indem sie uns ihre Engelsnamen sehen oder hören lassen (z.B. Michael, Gabriel, Raphael, Angelika etc. in einem Lied).

Engel haben es nicht nötig, dass wir an sie glauben. Von sich aus versuchen sie, uns nicht ihre Existenz zu beweisen, aber wenn wir sie darum bitten, machen sie das gerne für uns.

Viele fragen mich, und vielleicht fragst du dich das auch gerade, ob ich mich nach so vielen Jahren nicht daran gewöhnt habe und es als selbstverständlich erachte, dass die Engel antworten. Meine Antwort lautet: Nein. Ich werde mich nie daran gewöhnen und es als Selbstverständlichkeit betrachten. Es ist immer wieder ein Wunder und begeistert mich jedes Mal von Neuem. Die Engel geben häufig ein Zeichen, wenn ich gefragt werde, ob es sie wirklich gibt.

Die folgenden Geschichten erzählen davon.

Engel im Wohnzimmer

Eine schöne Erfahrung habe ich mit einer guten Freundin gemacht, die meine Geschichte kannte. Damals traute ich mich noch nicht, mit Fremden über meine außerkörperliche Erfahrung mit meinem Schutzengel zu sprechen.

Meine Freundin hatte mich zum Kaffee eingeladen und wir saßen gemeinsam in ihrem Wohnzimmer. Ihr großer Fernseher lief und ich redete über Engel und sagte ihr, dass Engel immer bei uns sind und uns begleiten.

Sie war nicht ganz überzeugt: „*Wie kann ich denn wissen, ob Engel jetzt gerade hier bei uns sind?*"

Ich sagte, dafür gäbe es Zeichen, zum Beispiel könnte ich mir vorstellen, dass eine Feder vom Himmel fällt, wenn wir jetzt auf die Veranda gingen.

Aber soweit mussten wir gar nicht gehen. Denn genau in dem Moment, als ich von der Feder auf der Veranda sprach, war der Fernsehbildschirm auf einmal voller Federn. „*Oder sie schicken die Federn über den Fernseher*“, sagte ich mit einem Lächeln im Gesicht.

Meine Freundin schaute auf den Bildschirm und blieb mit offenem Mund stehen. Zwar war es nur eine Werbung, die gerade lief, aber wie du dir wahrscheinlich schon denken kannst, war das kein Zufall, sondern göttliche Synchronizität. Danach nahm ich meinen Cappuccino in die Hand und sah, dass sich durch den Milchschaum ein großer Engel abgebildet hatte.

Prompt zeigte ich die Tasse meiner Freundin und sagte: „*Oder ein Engel erscheint in deiner Tasse.*“

Engel in der Vitrine

Vor einigen Jahren nahm ich an einem Quantenheilungsseminar in der Schweiz teil. Am ersten Abend ging ich mit einer anderen Teilnehmerin in der Stadt spazieren und sie fragte mich, was ich beruflich mache. Ich erzählte ihr vom Ausbildungszentrum *Academy of Angel Healing* in Athen, in dem ich in Engeltherapien und-methoden ausbilde. Sie war sehr offen für diese Themen und zeigte großes Interesse. Dann kam wieder die berühmte Frage: „*Woran kann man erkennen, dass es Engel wirklich gibt?*“ Ich sagte ihr, dass Engel verschiedene Wege finden, uns ihre Gegenwart zu zeigen. „*Ein Zeichen könnte sein, dass wir jetzt um die Ecke biegen und in einem der nächsten Geschäfte ein Engel in einer Vitrine steht*“, sagte ich.

Tatsächlich stießen wir bald auf ein Geschäft, dessen Vitrine mit Engelsfiguren gefüllt war. Meine Begleiterin schaute mich misstrauisch an und sagte: *„Das hast du gewusst. Du bist hier schon mal vorbeigekommen“.*

Das war natürlich nicht der Fall, denn ich besuchte diese Stadt zum ersten Mal. Ich selbst war auch ganz erstaunt. Engel antworten zwar fast immer sofort – aber gleich ein ganzes Geschäft voller Engel war selbst für mich beeindruckend. Ich lächelte und schaute hoch zum Himmel hinauf. Am nächsten Morgen holte mich die gleiche Dame ab, um gemeinsam zum Seminar zu fahren. Sie war ganz außer sich vor Freude:

„Du glaubst nicht, was mir gerade passiert ist. Ich habe auf dem Weg hierher etwas auf der Straße aufblitzen sehen. Als ich näher hinging, erkannte ich, dass es sich um eine Münze handelte und hob sie auf und sah, dass auf ihr ein Engel abgebildet war, mit der Aufschrift „Dein Schutzengel“.“

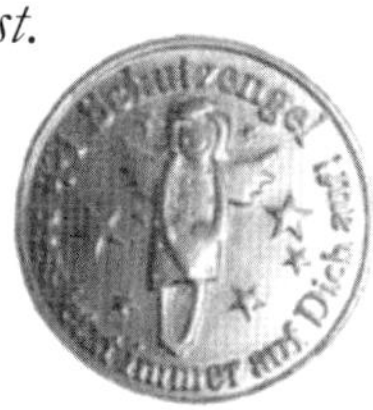

Wenn das kein Beweis war!

Anruf eines Engels

Eines Tages bekam ich einen Auftrag für ein „Engel-Feng Shui“ in einer Firma. Die Frau des Geschäftsinhabers hatte mich angerufen und gebeten zu kommen, weil die Geschäfte nicht gut liefen. Ihr Mann war zwar über meinen Besuch informiert, doch ungläubig und nicht gerade begeistert. Für ihn war das alles zum Fenster hinausgeworfenes Geld.

Und auch hier kam wieder die Frage: *„Können Sie mir denn beweisen, dass es Engel gibt?“* Ich bin diese Frage gewohnt und halte es auch für völlig normal, dass Menschen, die sich noch nicht mit Engeln beschäftigt haben, diese stellen.

Als ich gerade dabei war zu erklären, wie sich Engel bemerkbar machen, klingelte das Telefon des misstrauischen Geschäftsinhabers. Ich sah, wie sich seine Augen weit öffneten und schaute ihn fragend an. Daraufhin zeigte er mir das Display seines Telefons. Darauf stand: „Anruf von ANGELOS“. Diese Tatsache brach das Eis zwischen uns und ich konnte mich dann ganz meinem Auftrag widmen.

Engel, gebt mir ein Zeichen!

Folgende Zeichen habe ich von Engeln bekommen, als ich sie um Hilfe bat:

Engel Sicherheitsdienst

Während ich durch einen mir unbekannten Athener Stadtteil fuhr, dachte ich an eine Investition, die ich tätigen wollte. Ich war mir nicht sicher, ob mein Geld dort gut angelegt wäre. Deshalb fragte ich: *„Liebe Engel, könnt ihr mir bitte ein Zeichen geben, ob das eine sichere Investition ist?“*

Da spürte ich, wie eine unsichtbare Hand meinen Kopf sanft nach rechts drehte, sodass ich direkt auf ein leuchtendes Schild einer Sicherheitsfirma mit Namen „Angel Security“ blickte. Die Antwort kam sofort. Ich bedankte mich herzlich bei den Engeln, investierte das Geld und erhielt den erwarteten Gewinn.

Erzengel Gabriel ebnet mir den Weg

Eine weitere wunderbare Erfahrung, die mich sehr berührte, habe ich an einem kalten und verschneiten Wintertag gemacht. Ich war auf dem Weg nach Thessaloniki, um am Wochenende ein Engelsseminar zu geben. Da alle Flüge wegen eines Schneesturms storniert worden waren, hatte ich keine andere Wahl, als die 500 km mit dem Auto zu fahren. Kaum aber verließ ich Athen, stieß ich auf eine sehr verschneite Autobahn und traute mich nicht weiterzufahren.

Ich war schon dabei umzukehren, als mir die Idee kam, die Engel um Hilfe zu bitten. Schnell parkte ich beim nächsten Autobahnparkplatz und fragte ganz gezielt:
„Liebe Engel, gebt mir bitte ein Zeichen, ob es sicher für mich ist weiterzufahren."

Ich konzentrierte mich auf die Umgebung und wartete auf ein Zeichen. Schließlich war ich mir hundertprozentig sicher, dass ich eine Antwort bekommen würde. So geschah es auch.

Nach wenigen Minuten fuhr ein großer Lastwagen mit der Aufschrift „Erzengel Gabriel, die Sicherheit für Ihren Transport" an mir vorbei.

Eindeutiger ging es nun nicht mehr. Ich fuhr sofort los und hielt mich an „Erzengel Gabriels" Fersen. Als ich hinter dem Lastwagen herfuhr, fühlte ich mich sehr sicher. Er drückte den Schnee platt und öffnete mir den Weg, bis kein Schnee mehr auf der Fahrbahn lag und sogar die Sonne wieder schien. Dann bog er ab. Ich bedankte mich mit Ehrfurcht für diese himmlische Begleitung und fuhr weiter. Die nächsten 400 km vergingen wie im Flug. Ich war glücklich über dieses Wunder und freute mich darauf, im Engelsseminar noch von einem weiteren Erlebnis erzählen zu können.

Doch damit ist diese Geschichte noch nicht zu Ende. Nach dem wunderschönen Seminar mit sehr lieben Menschen, fuhr ich am darauffolgenden Montag wieder zurück nach Athen. Und siehe da: An genau der gleichen Stelle, auf dem Autobahnparkplatz, stand der Lastwagen von „Erzengel Gabriel“.

Als wolle er mir sagen: *„Ich habe dich auf dem ganzen Weg begleitet“*. Mir liefen Freudentränen übers Gesicht und ich war von unendlicher Dankbarkeit erfüllt.
Ein unbeschreibliches Gefühl.

Ich könnte noch unendlich viele Erfahrungen aufzählen, doch das würde den Rahmen dieses Buches sprengen und vom Wesentlichen ablenken, der Methode der Wunder – Angelic Quantum Spirals.

5

Die große Offenbarung der Spirale

Ein Wunder in Lichtgeschwindigkeit!

Genau 18 Jahre nach meiner ersten Begegnung mit den Engeln stand ich wieder vor einer großen Herausforderung in meinem Leben, die ich selbst nach Anwendung all meines Wissens nicht meistern konnte.

Die Situation war folgende: Ich hatte ein neues Projekt mit einer mir vertrauten Person gestartet. Es stand außer Frage, dass ich mir Rat von den Engeln holen würde. Das tat ich immer, bevor ich etwas Neues anfing. Schließlich wollte ich um keinen Preis den gleichen Fehler begehen wie damals und wieder mein ganzes Vermögen verlieren.

Ich hatte also mit meinem Geschäftspartner vereinbart, dass er das Management des Projektes übernimmt, während ich das Startkapital und die laufenden Kosten in der Anfangsphase übernehmen würde.

Am Anfang lief alles perfekt. Aber dann ereignete sich etwas Tragisches in der Familie meines Geschäftspartners. Dies lähmte ihn total. Er gab alles auf und kam nicht mehr in die Firma. Monate vergingen ohne Einnahmen und das Projekt drohte zu scheitern. Diese Situation geriet völlig außer Kontrolle. Jeder Versuch sie zu verändern, misslang.

Verzweifelt wandte ich mich an die Engel und bat sie, mir zu zeigen, wie ich diese Herausforderung auf wirksame Weise bewältigen könnte. Selbstverständlich fügte ich hinzu, dass ich um eine Lösung bitte, die zum Wohl aller Beteiligten beiträgt.

Die Engel antworteten klar und mysteriös zugleich:

„WIR WERDEN DIR EIN SYMBOL GEBEN"

Diese Antwort überraschte mich, ich bekam Gänsehaut. Wie immer, wenn ich die Wahrheit der Engel spürte, reagierte ich stark und fühlte eine intensive Energie.
„*Was für ein Symbol*", dachte ich. Ich wusste, dass Symbole große Kraft haben, aber welches würden sie mir geben, um dieses Problem zu lösen?

Zweifellos war die Lösung sehr nah. Doch um das angekündigte Symbol zu „empfangen", hätte ich es channeln müssen. Dafür brauchte ich Ruhe, Stille und vor allem: Zeit.

Gerade die hatte ich aber nicht. Mein Terminkalender war voll. Schon am nächsten Tag stand eine Engel Seminarreise nach Deutschland an, für deren Vorbereitung ich noch eine Nachtschicht einlegte, bevor ich mich um 6:00 Uhr morgens völlig erschöpft in den Flieger setzte.

Kaum in der Luft, fielen mir die Augen auch sofort zu, als ich sie plötzlich vernahm – die allzu vertraute Stimme meines Schutzengels.

„JETZT GEBEN WIR DIR DAS SYMBOL"

Mein erster Gedanke war zu protestieren und den wohlverdienten Schlaf zu genießen. Doch schon im nächsten Augenblick erinnerte ich mich daran, dass die Engel gerne diesen Zeitpunkt zwischen Wach- und Schlafzustand wählten, um mir wichtige Mitteilungen zu überbringen. Die Logik ist in diesem Moment nämlich ausgeschaltet und kann den Prozess nicht verhindern. Die Stimme sprach weiter zu mir.

„VISUALISIERE DIR JETZT EIN BILD DES PROBLEMS"

Ohne lange darüber nachzudenken, sah ich sofort ein Bild meines Geschäftspartners vor mir. Er saß zusammengekauert auf einem Stuhl und starrte wie gelähmt auf den Boden.

Genau in diesem Augenblick spürte ich, wie sich mir etwas von hinten näherte. Eine starke Energie durchdrang meinen Hinterkopf und raste durch mein drittes Auge wie ein Tornado. Dieser Lichtwirbel verzerrte das von mir visualisierte Bild vollkommen und verwandelte es in ein komplett anderes. Auf diesem Bild sah ich meinen Geschäftspartner, wie er voller Freude und Tatendrang seinen geschäftlichen Verpflichtungen nachging.

Alles ging blitzschnell, sodass ich nicht gleich begriff, was gerade passiert war. Ich fragte die Engel:

„Welches war denn das Symbol?"

Und die Engel antworteten:

„DIE SPIRALE WAR DAS SYMBOL“

Als ich das hörte, verstand ich ehrlich gesagt überhaupt nichts – was bedeutete dieses Symbol? Allzu lange dachte ich aber nicht mehr nach, denn ich versank in meinen wohlverdienten Schlaf, bis der Pilot die Landung ankündigte. In den darauf folgenden Tagen war ich so sehr mit meinen Seminaren beschäftigt, dass ich das Ganze erst einmal wieder vergaß.

Erst nach meiner Rückkehr in Griechenland realisierte ich das Wunder. Ich traf meinen Geschäftspartner und war komplett sprachlos: Voller Euphorie erzählte dieser mir, was er alles während meiner Abwesenheit getan hatte. Das transformierte Bild, das ich nach dem Auftreten der Lichtspirale gesehen hatte, war bereits Realität!

Nun war es wirklich an der Zeit, mich mit dem Symbol „Spirale“ zu beschäftigen. Ich sagte alle meine Termine ab, denn ich brauchte Zeit, um alles, was geschehen war, wirklich zu verstehen. Was wollten mir die Engel mit diesem Symbol mitteilen? Sollte ich damit auch anderen Menschen helfen? Ich durchforschte sämtliche Literatur nach der Bedeutung der Spirale und erfuhr, dass es eines der stärksten Symbole des Universums ist.

Durch das Lesen begann ich zu verstehen, welche Kraft in den Spiralen steckt. Immer wieder fand ich Informationen, die mich beeindruckten. So wurde mir bewusst, dass die Spirale für Evolution und ganzheitliches Wachstum steht und bei der Vereinigung mit den göttlichen und kosmischen Energien hilft. Sie steht für Balance, Fortschritt, Initiation und Expansion.

Wieder hatten die Engel ihr Wunder vollbracht!

Ich hätte mir eigentlich denken können, dass mir die Engel kein einfaches Symbol geben würden, sondern eines der mächtigsten im Universum.

So begann ein neues Kapitel in meinem Leben. Die Engel nahmen mich auf eine faszinierende Entdeckungsreise mit. Sie zeigten mir verschiedene Spiralarten und wie man mit ihnen Großartiges bewirken kann. Ich verstand, welches wunderbare Geschenk sie mir für die Menschheit offenbarten.

Dieses Wissen wendete ich sofort bei mir, meinen Klienten und Schülern an und siehe da, es geschahen wundersame Veränderungen.

Durch die zahlreichen Erfahrungen mit den Engelspiralen, wurden Wunder zu einem festen Bestandteil in meinem Leben.

Die Methode der Wunder – Angelic Quantum Spirals wurde von den Engeln ins Leben gerufen und ich darf sie den Menschen nahe bringen. Was für ein Segen!

Die englische Bezeichnung habe ich gewählt, weil die Engel mich darauf hingewiesen haben, dass diese Methode ein neues Lichtmittel und ein engelhaftes Powertool für die ganze Welt ist.

6

ANGELIC QUANTUM SPIRALS

Drei Elemente bilden eine starke Methode

Angelic – Übernatürliche Kräfte

Engel sind vollkommene Lichtwesen aus reiner, feinstofflicher Materie und nichts Negatives kann sie beeinflussen oder ihnen anhaften. Sie verfügen über unendliches Wissen in allen Bereichen, leben in absoluter Harmonie und ihre Gutmütigkeit ist grenzenlos.

Als Vermittler zwischen Gott und Mensch, kommen sie in allen Kulturen vor und dienen der Umsetzung des göttlichen Plans.

Engel leben in höheren Dimensionen. Durch ihr tiefes Einfühlungsvermögen spüren sie, wenn wir leiden oder ob wir für eine Begegnung mit Ihnen bereit sind. So können sie sich in unsere Dimension begeben und sich mit uns verbinden. Sie helfen uns gerne, über Probleme und schwierige Situation hinwegzukommen, unseren wahren Lebensplan zu erkennen und zu folgen.

Je öfter du mit Ihnen in Kontakt trittst und sie in den Alltag mit einbeziehst, desto leichter wird dein Leben werden. Du kannst sie um alles bitten, außer dass sie jemand anderem Schaden zufügen.

Engel helfen auch, eine schöne Beziehung mit einem anderen Menschen aufzubauen, deine Zwillingsseele, einen besseren Arbeitsplatz, eine neue Wohnung zu finden uvm. Diese Liste kann endlos weitergeführt werden, denn deiner Phantasie, deinen Wünschen und Bedürfnissen sind keine Grenzen gesetzt. Es gibt Engel für alle Themen, die uns beschäftigen.

Wichtig ist nur, die Bitte an einen Engel immer mit den folgenden Worten zu beenden:

„...nur wenn es meinem und dem höheren Wohl aller dient".

Sie sind immer präsent und ständig in unserem Umfeld, ganz gleich ob wir sie wahrnehmen oder nicht.

Quantum – Quantenfeld

Der britische Biologe Rupert Sheldrake, welcher sich besonders um die Erforschung dieses Feldes verdient gemacht hat, bezeichnete es als *morphogenetisches Feld*. Erlaube mir einen kleinen Exkurs in die griechische Sprache, genauer gesagt zum Ursprung des Wortes *morphogenetisch*. *Morpho* bedeutet Form oder Gestalt, *genetisch* steht für das, was geboren wird. In unserem Zusammenhang bedeutet dies, dass das noch formlose Energiefeld nur darauf wartet, eine Form anzunehmen, also geboren zu werden. Damit dies auf positive Weise geschieht, bedarf es unserer Bewusstheit, Intention und natürlich unserer Liebe zu uns selbst und zu allem.

Das morphogenetische Feld bzw. Quantenfeld ist ein sehr interessanter Erklärungsansatz, um eine Vielzahl von unerklärlichen Phänomenen zu beschreiben.

Auf diese Weise wird die Physik mit der Spiritualität verbunden und erlaubt auch denen, die dieses Thema wissenschaftlich betrachten, es rational zu verstehen. Aktuelle Versuche und Beobachtungen aus der Quantenphysik bieten eine solide Grundlage für die Glaubwürdigkeit dieses Modells und beweisen es mit immer neuen und beeindruckenden Ergebnissen *(siehe Anhang: Quantenexperimente)*.

Ich bezeichne das Quantenfeld als das Gedächtnis des Universums, weil es nie etwas vergisst. Es ist ein allumfassendes Bewusstseinsfeld, in dem alle Gedanken, Glaubenssätze, Überzeugungen, Gefühle, Situationen, Geschehnisse und Erfindungen gespeichert sind. Es unterscheidet auch nicht zwischen Positivem und Negativem, sondern speichert alles ab, genauso wie unser Unterbewusstsein.

Allerdings sind uns nur ca. 5% der abgespeicherten Informationen bewusst, während 95% im Unterbewusstsein, im zellulären Gedächtnis und in den Genen bzw. der DNA gespeichert sind. So ist es uns fast unmöglich, an die Informationen zu gelangen, die unsere Probleme verursachen. Der heutige Stand der Wissenschaft kann noch nicht eindeutig beweisen, wo diese genau gespeichert sind:

Eines ist jedoch sicher, im Quantenfeld ist alles gespeichert!

Wenn wir Zugang zu diesem Feld haben, haben wir auch Zugriff auf alle Informationen.

In ihm sind alle Möglichkeiten enthalten. Es ist ein Feld

der Gesamtheit aller Zustände – der möglichen ebenso wie der unmöglichen. Zum Schluss legen nur wir selbst die Grenzen fest und definieren, was möglich und was unmöglich ist.

Durch das allgegenwärtige Quantenfeld können wir jederzeit und unabhängig von der Entfernung miteinander kommunizieren. Es stellt gewissermaßen die Urenergie dar, aus der wir unsere eigene Realität erschaffen.

So wird durch unser Bewusstsein das Quantenfeld entsprechend geformt und die materielle Welt folgt der Ausrichtung unserer Aufmerksamkeit. Wie auch Gregg Braden in seinem Buch „*Der Realitäts-Code*“ treffend beschreibt:

> *„Bahnbrechende Experimente, die in führenden Fachmagazinen veröffentlicht wurden, offenbaren, dass wir in einem Feld intelligenter Energie leben, welche das erfüllt, was wir bislang für leeren Raum hielten. Und man konnte zweifelsfrei nachweisen, dass dieses Feld auf uns reagiert. Es ordnet sich neu, um unseren vom Herzen kommenden Gefühlen und Überzeugungen zu entsprechen – eine Revolution die alles verändert!“* [5]

Das Quantenfeld ist das Energiefeld, das alles umgibt und alles Bewusstsein miteinander verbindet und beeinflusst. Es braucht im Grunde nur einen Sender und einen Empfänger, die auf der gleichen Frequenz in Resonanz gehen, um eine gewünschte Information abzurufen oder zu übermitteln.

Aufgrund meiner langjährigen Erfahrung in Channelings, Akasha Chronik Readings und AQS Quantenfeldaufstellungen[6], bin ich mit der Wirkungsweise des Quantenfeldes sehr vertraut. Aus diesem Grund ist es eine der wichtigsten Ressourcen für die Methode der Wunder.

Spirals – Das Symbol Spirale

> *„Für mich ist die Spirale Symbol des Lebens. Ich glaube, die Spirale ist dort, wo die Materie aufhört zu sein und beginnt, etwas Lebendiges zu werden."*
>
> Friedensreich Hundertwasser

Die Spirale ist das Symbol für unendliche Bewegung, wiederkehrenden Wechsel, Sammlung und Zentrierung nach innen und Öffnung und Ausbreitung nach außen.

Sie steht für die Einheit von Geburt, Tod und Wiedergeburt, genauso wie für Körper, Geist und Seele. Auch die Zeit ist eine Spirale. Endlos und doch ständig in Bewegung. Eine Form, der alle Energie zu Grunde liegt.

Sie dreht, wirbelt, tanzt, nähert sich und entfernt sich wieder – alles Statische ist der Spirale fremd. Sie bringt Bewegung in versteinerte Verhältnisse. Darüber hinaus ist sie Symbol der Veränderung, der Leichtigkeit, des Spielerischen allen Lebens und der inneren Ordnung allen Seins.

Spiralen haben Einfluss auf Träume, Visionen, unser Gefühlsleben, unsere medialen Fähigkeiten und auf das Element Wasser. In allen Kulturen ist die Spirale ein heiliges Symbol, das das Prinzip des Makro- und Mikrokosmos widerspiegelt. Keltische Künstler haben die Spirale sehr bewusst benutzt. Sie malten sie, um dadurch ihren Geist zu verändern und einen kreativen Prozess in Gang zu setzen. So gelangten sie zu kreativer Höchstform. Dass dieses Symbol in der keltischen Welt so dominiert, liegt vielleicht daran, dass die Kelten den starken Wunsch hatten, aus dem Physischen auszutreten, um in eine andere Bewusstseinsebene einzutauchen.

Die Spirale wird auch als Symbol der Seele gesehen. Ihr Weg ist der Weg hinein und wieder hinaus, vom äußeren Bewusstsein (Materialismus, Ego, äußere Wahrnehmung) zur inneren Seele (Erleuchtung, kosmisches Bewusstsein). Die Bewegung zwischen der inneren (intuitiven, immateriellen) und der äußeren (materiellen, manifestierten) Welt werden durch die archetypischen Ringe der Spirale abgebildet. Diese symbolisieren die menschliche Evolution, sowohl individuell als auch kollektiv.

Die rechtsdrehende Spirale (im Uhrzeigersinn) ist Zeichen der Schöpfung. Von einem Punkt aus verbreitet sich alles nach außen, so aktiviert sie positive Energien.

Die linksdrehende Spirale (entgegen dem Uhrzeigersinn) ist Zeichen der Rückkehr zu Einheit, denn von außen führt der Weg wieder in die Mitte, ins Innere – also zu sich Selbst. Sie ist daher Zeichen der inneren Umkehr des Menschen, seiner geistigen und leiblichen Erneuerung und setzt negative Energien frei.

Wie von den meisten Mystikern anerkannt, ist dies der Weg aller Dinge. Sie verkörpert das Wissen und die Kenntnisse bzw. Geheimnisse der goldenen Zeit und beinhaltet alle Aspekte der 7 kosmischen Gesetze nach Hermes Trismegistos *(siehe Kap. Wissenswertes)*.

Sie ist der bildliche Ausdruck der kosmischen Energie und verweist oft auf die Sonne und symbolisiert zeitweise das Wasser, insbesondere das Meer. Sie sorgt für Bewegung und Ausgleich, kann aber auch etwas zerstören, damit etwas Neues entstehen kann.

Zusammenfassend kann ich sagen, dass das Symbol Spirale für Folgendes steht:

- Balance
- Fortschritt
- Wegweiser
- Einweihung
- Zentrierung
- Evolution
- Bewusstsein
- Verbindung
- Veränderung
- Transformation

Die Vereinigung dieser drei Elemente:

- Das höhere Bewusstsein der Engel
- Die Ressource Quantenfeld mit ihren unendlichen Möglichkeiten
- Das Wunderwerk Spirale

macht die Angelic Quantum Spirals Methode zu einem „Powertool", das dir hilft ein höheres Bewusstsein zu erlangen, deine Probleme zu lösen und das Leben deiner Träume zu erschaffen.

Nach meiner Erfahrung als Psychotherapeutin, ist es ein langwieriger Prozess, allein durch Gesprächstherapie, der Ursache der Probleme auf den Grund zu gehen, diese zu bewältigen und eine höhere Bewusstseinsstufe zu erlangen. Aus diesem Grund wandte ich bei jeder Sitzung die AQS Methode an. Durch ihren Einsatz wurde jede Therapie einfacher und effektiver.

Mit den Engelquantenspiralen, die höheres Bewusstsein enthalten und auf unser Energiefeld und das Quantenfeld einwirken, wird die Veränderung der Realität in Lichtgeschwindigkeit erreicht. Es verändern sich Millionen von Informationen innerhalb von Sekunden, doch das menschliche Bewusstsein nimmt nur Bruchteile davon wahr.

Der amerikanische Entwicklungsbiologe Dr. Bruce Lipton erläutert in seinem Buch „Intelligente Zellen"[7], dass das Unterbewusstsein 20 Millionen Bits (ein Bit ist die kleinste Informationseinheit) pro Sekunde aufnehmen kann, wohingegen bewusst nur 40 Bits verarbeitet werden können, was ungefähr einer Telefonnummer entspricht.

Diese Veränderung ist jedoch sofort über ein angenehmes Körpergefühl oder eine positive Gefühlslage spürbar.

Die neuen Lichtinformationen aus den Spiralen werden in unserem Energiefeld gespeichert und erzeugen eine höhere Schwingung, was zu einer Veränderung unseres Bewusstseins und emotionalen Zustands führt. Wir beobachten, dass unsere Lebenssituation sich positiv entwickelt und es fällt uns leicht, Gefühle wie Freude, Liebe, Verständnis und Freiheit zuzulassen und zu spüren.

Unsere Gedanken und Überzeugungen verändern sich auf eine wunderbare Weise, sodass wir Situationen in unserem Leben anziehen, die wir uns wünschen.

7

Engel und ihre Aufgabenbereiche

Bevor ich näher auf die Methode eingehe, möchte ich dir gerne erklären, wie die Engelswelt aufgebaut ist, welche Aufgabenbereiche die einzelnen Engel haben und in welchen Situationen du ihre Spiralen einsetzen kannst.

Die 9 Chöre

Auch in der Engelswelt gibt es Hierarchien. Diese bestehen aus insgesamt neun Chören, die wiederum in drei Hierarchien/Triaden unterteilt sind. Jede Stufe (Chor) hat entsprechende Fähigkeiten und spezielle Aufgabengebiete. An der Spitze aller Chöre steht Melchizedek, der Vater der Engel.

Melchizedek – Vater der Engel

Sein Name setzt sich zusammen aus „Melchi“ = Frieden und „Zedek“ = Gerechtigkeit. Er wird „der höchste Gott“ genannt, da seine Energie direkt aus der Quelle des Schöpfers strömt.

Melchizedek ist der „Vater" der Engel der göttlichen Gegenwart und einige glauben auch, dass er der größte aller Engel sei. Er führt die Engel in der gleichen Weise, wie die großen Propheten die Menschheit geführt haben.

Channeling mit Melchizedek

Du brauchst nicht zu mir aufzusehen.
Ich stehe neben dir.
Meine Gedanken haben dich erzeugt.
Ich habe dich gewollt.
Ich will dich immer noch.
Ich werde dich immer wollen.
Mein wertvolles Kind.
Ich habe Geduld mit dir.
Ich weiß, wer du bist.
Ich weiß, was du in dir trägst.
Meine Weisheit.
Meine Liebe.
Du bist mein Ein und Alles.
Wage es nicht, dich zu unterschätzen.
Sonst unterschätzt du mich.

Die kraftvollen Worte eines großen Meisters.
Ich kann dem nichts hinzufügen.
Nur noch einmal betonen: Unterschätze ihn nicht.

Melchizedek wird als einer der höchsten Erzengel bezeichnet, obwohl er kein reiner Engel ist. Er gilt als ein großer Meister und Lehrer. Er ist der „Ewige Herr des

Lichtes“, „der höchste Gott“, „Hüter der Schwelle von Form und Formlosigkeit“, „König der Gerechtigkeit und des Friedens“, „Hüter des Heiligen Grals“ sowie „Priester des Allerhöchsten“. Er ist der erste Priester, der in der Bibel erwähnt wird.

Laut Neuem Testament (Brief an die Hebräer) soll Melchizedek ohne Vater und Mutter, ohne Stammbaum und ohne Anfang der Tage geboren worden sein und kein Lebensende gehabt haben. So gleicht er dem Sohn Gottes und bleibt Priester der Ewigkeit.

Melchizedek war eine reale Person, die in der Zeit von Abraham, also etwa 2000 v. Chr. lebte. Er war ein rechtschaffener und göttlicher Führer der antiken Stadt Salem, die später als Jerusalem bekannt wurde. Das Besondere bei Melchizedek war, dass er sowohl Hohepriester als auch König war und damit sowohl die Religion als auch die Politik in seiner Stadt leitete.

Er segnete Abraham und lehrte ihn die Kabbala. Jesus Christus war Hohepriester nach der Ordnung Melchizedeks und Vertreter seines Bewusstseins. Er vermittelte dies mit den Worten „Liebe Deinen Nächsten wie Dich selbst“.

In den Heiligen Schriften der westlichen Tradition gilt der Orden des Melchizedek als die Quelle aller Weisheitstraditionen.

Er steht an der Spitze des Materialisationsstrahls, darunter befinden sich Erzengel Uriel, die Erdengel (3. Hierarchie) und danach die Naturengel.

Aufgabenbereiche von Melchizedek

Seine Aufgabe ist es, den Himmel mit der Erde zu verbinden und Spiritualität im Alltag zu verankern. Er hilft uns, Vertrauen und Liebe zu uns selbst zu entwickeln. Durch seine machtvolle Energie bleiben wir geerdet und gleichzeitig durch Spiritualität mit dem Himmel verbunden.

In seiner Gegenwart ist nichts unmöglich, alles lässt sich erschaffen. Bei der Heilung des Körpers steht er oft Erzengel Raphael zur Seite.

Die Spiralen von Melchizedek

Farbe: Regenbogenfarben in Pastelltönen mit Gold

Wirkungsweise:

- Frieden und Gerechtigkeit
- Unmögliches Erschaffen
- Spirituelle Führung übernehmen (auch in der Politik)
- Erdung und Spiritualität (Verbindung zwischen Himmel und Erde)
- Führungsaufgaben übernehmen
- Annehmen der materiellen Existenz
- Initiation zum spirituellen Aufstieg
- Manifestation von Wohlstand auf integre Weise
- Förderung der persönlichen und spirituellen Entwicklung
- Harmonie im Leben
- Entwicklung der Intuition
- Klärung von Vaterthemen
- Der Erleuchtung näher kommen

- Erlangen von höherem Bewusstsein
- Ziele präzisieren und Wünsche schneller erreichen
- Schaffenskraft stärken
- Lösung von Blockaden aus dem Seelen-Chakra (8. Chakra) und dem Wurzel-Chakra

Die erste Engelshierarchie

Die himmlischen Berater

Seraphim – Cherubim – Throne

Die ERSTE Engelshierarchie ist Gott am nächsten. Zu dieser Hierarchie gehören die Seraphim, die Cherubim und die Throne. Diese Engel stehen neben dem Thron Gottes.

Das himmlische Paradies ist das Königreich der Glückseligkeit und der reinen Freude. Es gibt keine Unordnung, keinen Überlebenskrieg, alles ist ursprünglich und rein. Dort erfahren wir die wahre Vereinigung mit der Quelle und sind alle Eins. Das ist der Himmel der Wunder – der Ausdruck der göttlichen Schöpfung.

Die Engel dieser Hierarchie halten die größten Geschenke für uns bereit: Liebe und Weisheit. Öffnen wir unser Herz für diese Energien, überflutet uns die Freude und Liebe Gottes, sodass wir Mitschöpfer des Göttlichen werden.

Erster Chor
Die Seraphim

Die Seraphim besitzen die höchste Position in der himmlischen Hierarchie. Sie sind auch bekannt als „Gottes treue Engel" und ihre Hauptaufgabe ist es, den Thron Gottes zu umringen. Sie werden „Brennende" oder „Entflammer" genannt, da ihr Licht so hell strahlt, dass Sterbliche sich daran verbrennen würden.

Diese Engel der Liebe, des Lichts und des Feuers, deren Gesang den Urklang des Universums symbolisiert, leiten die Bewegungen der Gestirne und die göttliche Energie in die richtigen Kanäle. Auf diese Weise erhalten sie Gottes Schöpfung aufrecht.

Der Anführer der Seraphim ist Seraphiel, welcher als riesiger, leuchtender Engel mit dem Gesicht eines Engels und dem Körper eines Adlers beschrieben wird. Auch wird er als „Engel der Stille" und „Wächter des Thrones Gottes" bezeichnet. Er ist der Prinz der Merkaba (MERKABA bedeutet: MER = Licht, KA = Geist, BA = Körper oder Realität).

Merkaba ist ein energetisches, elektromagnetisches Feld von strahlendem Licht, das unseren Körper umhüllt und etwa 18 Meter Durchmesser hat. Aktivieren wir dieses Feld, erschaffen wir enorme Fähigkeiten, um uns und andere zu schützen und zu heilen. Außerdem bewirkt es, dass wir körperlich, emotional, mental und spirituell ins Gleichgewicht kommen und unsere Schwingung erhöhen.

Seraphiel ist der Schutzpatron von Erzengel Metatron. Zusammen kooperieren sie mit Erzengel Michael. Die drei leiten gemeinsam die Energie des Schöpfers der göttlichen

Gerechtigkeit und des Mitgefühls aus dem Paradies an die gesamte Schöpfung.

Aufgabenbereiche der Seraphim

Die Seraphim kontrollieren die göttliche Energie, die ins Universum ausgestrahlt wird. Nur Wesen mit unvorstellbar hohen Schwingungen können solch mächtige göttliche Energie aushalten. Sie sind die lichtvollen Schöpfer der Wunder der Liebe und jeder von uns kann diese Wunder erfahren. Es ist jedoch unsere eigene Entscheidung, ob wir unsere Herzen für das Wunder der göttlichen Liebe öffnen.

Die Seraphim wünschen sich, dass das Wunder der Liebe durch menschliches Handeln ausgedrückt wird. Liebe, wenn sie bedingungslos ist, spiegelt sich auf die schönste Weise in unseren Beziehungen wider und ist der größte und wertvollste Schatz. Wir begegnen ihr auf unterschiedliche Weise, solange wir sie nicht für selbstverständlich halten und missbrauchen.

Wenn wir rein und positiv bleiben, Selbsterkenntnis erlangen und die Verantwortung für unsere Projektionen übernehmen, werden wir immer öfter das Wunder der Liebe erleben. „Ich erkenne die Liebe in mir“ bedeutet, dass ich sie auch in anderen und um mich herum erkenne. Gottes Liebe kennt keine Grenzen. Sie durchdringt alles Lebendige und ist in jeder Situation spürbar.

Die Spiralen der Seraphim gehören zu den kraftvollsten Spiralen.

Die Spiralen der Seraphim

Farbe: Orangerot und Goldgelb

Wirkungsweise:

- Helfen, die Wunder der Liebe zu erfahren
- Fördern spirituelles Bewusstsein
- Erhöhung der eigenen Schwingungsfrequenz
- Übertragung der ewigen und bedingungslosen Liebe Gottes
- Aktivierung der MERKABA

Zweiter Chor
Die Cherubim

Die Cherubim sind die Engel der Weisheit und die Wächter des Eingangs zum Paradies. Sie sind der zweithöchste Engelschor und ihr Name bedeutet „Fülle der Weisheit" oder „Übertragung der Erkenntnis". Sie sind die Hüter der heiligen Stätten, der Sterne und des Weges, der zum Baum des Lebens führt und sie besitzen die Kraft der Allwissenheit. Sie übermitteln uns ihre Weisheit und ihr vollkommen klares Bewusstsein über die Einheit allen Lebens. Sie sind die Boten Gottes, die Liebe und Wissen übertragen und uns die Möglichkeit bieten, die Geheimnisse und Erfahrungen des Lebens in Wissen, Bewusstsein und Weisheit zu verwandeln.

In der Kunst werden sie häufig als Säuglinge dargestellt – nicht weil sie klein sind, sondern weil sie für die Unschuld und Reinheit des Geistes von Neugeborenen stehen.

Aufgabenbereiche der Cherubim

Die Cherubim helfen uns, aus unseren Erfahrungen zu lernen, um auf den spirituellen Weg zu gelangen. Sie lehren uns, die Weisheit der alten Schriften zu verstehen, um sie in unserem Leben anzuwenden. Weisheit ist ein inneres Bewusstsein und wenn wir sie in die Welt hinaustragen, können wir in Frieden und Harmonie leben.

Die Bibel sagt, dass Weisheit wertvoller als Gold ist und sicherlich brauchen wir sie für unsere spirituelle Entwicklung, denn ohne sie werden wir von der materiellen Welt beeinflusst und verlieren leicht unsere Identität und Reinheit. Mit dem Geschenk der Weisheit ist uns der Weg zum Glück gewiss. Wenn wir vor Entscheidungen stehen, die unsere spirituelle Entwicklung betreffen, führen uns die Engel des Bewusstseins auf den richtigen Weg, der unserem höheren Wohl dient.

Die Spiralen der Cherubim können in uns einen hochenergetischen Impuls auslösen, der uns hilft, alles aus einer höheren Perspektive zu betrachten. Wie einer meiner Schüler einmal sagte: „Diese Spiralen fühlen sich an, als ob man einen göttlichen Schubs bekommt.“

Die Spiralen der Cherubim

Farbe: Silberblau

Wirkungsweise:

- Göttliche Impulse zur Problemlösung
- Erlangen göttlicher Weisheit, um sie zum Wohl des ganzen Planeten einzusetzen
- Transformation negativer Erfahrungen zu

Weisheit
- Bewusstwerdung und Sensibilisierung für ein bestimmtes Thema
- Dem Herzen und der inneren Stimme folgen
- Helfen uns, aus unseren Erfahrungen zu lernen

Dritter Chor

Die Throne

Die Throne sind der dritthöchste Engelschor und gelten als die Träger des Universums. Sie verkörpern die göttliche Majestät. Diese Engel befinden sich in direkter Nähe zu Gott. Sie sind die Hüter des ewigen Kreislaufs von Geburt, Leben, Tod und Wiedergeburt.

Sie sind voller Weisheit und haben großen Einfluss auf die Lebensenergie des Menschen, denn ihr Ziel ist es, den göttlichen Plan umzusetzen. Sie sind reine Kraft und die Vermittler der göttlichen Energie, die sie in den Menschen, in heiligen Orten und in Heilpflanzen verankern. Sie haben eine enge Beziehung zu den Planeten, die sie beschützen.

Aufgabenbereiche der Throne

Die Throne erinnern uns daran, dass wir als Teil der göttlichen Schöpfung ein Recht auf Liebe, Respekt und Fülle haben. Durch sie erfahren wir, wie es möglich ist, uns von Ballast und Stress zu befreien und zu erkennen, wie leicht alles sein kann. Diese Engel zeigen uns, dass wir den Himmel auf Erden erleben können, wenn wir es wollen.

Für die Throne hat jeder von uns einen ganz besonderen Platz und seinen eigenen Thron. Erkenne jetzt, wie wertvoll du bist und dass du einen besonderen Platz in diesem Universum verdienst. Ihre Aufgabe ist es, überall positive Energie und den himmlischen Schutz auszustrahlen.

Lassen wir die Logik beiseite und verbinden uns durch Channeling mit der Frequenz dieses Chores, spüren wir die reine göttliche Energie, die diese Engel ausstrahlen. Dann führen uns die Throne in das Reich ihrer unbeschreiblichen Energie der Glückseligkeit.

Dies ist das himmlische Paradies, ein Ort, von dem uns Mystiker und Dichter berichten. Alles, was wir tun müssen ist, uns von unserem Ego zu befreien und uns voller Vertrauen dem Leben zu öffnen, frei von jeglicher Illusion, welche unseren Geist blockiert. Mit Hilfe der Throne gelingt es uns so zu leben, wie Gott es für uns bestimmt hat. Mit Freude, Glück und dem Wissen, dass wir uns der Liebe und Fürsorge Gottes gewiss sein können.

Die Spiralen der Throne haben großen Einfluss auf unsere Lebensenergie und helfen uns, die göttliche Weisheit in uns zu verankern, um den göttlichen Plan auf Erden umzusetzen.

Die Spiralen der Throne

Farbe: Goldgelb und Goldgrün

Wirkungsweise:

- Neue Lebensenergie

- Symbolische Wiedergeburt
- Hilfe zur Umsetzung des göttlichen Plans
- Den Himmel auf Erden leben zu können
- Unseren Lebenssinn finden
- Unseren eigenen Wert erkennen
- Öffnen uns für mystische Erfahrungen
- Ein leichteres Leben haben
- Gedanken in Materie umwandeln

Die zweite Engelshierarchie

Die himmlischen Verwalter

Herrschaften – Mächte – Gewalten

Vierter Chor
Die Herrschaften – Tugenden/Kyriotetes

Die Herrschaften vertreten den Willen Gottes und strahlen in kraftvollen Schüben göttliche Energie aus.

Aufgabenbereiche der Herrschaften

Sie bringen göttliche Gnade auf die Erde und vergeben alles. Diese Engel helfen den Menschen, Tugenden wie Glaube, Liebe, Hoffnung, Weisheit, Gerechtigkeit und Tapferkeit zu bewahren. Die Herrschaften gelten als die obersten Befehlshaber im Reich Gottes. Sie sind von majestätischer Würde, weshalb sie oft mit Zepter dargestellt werden. Sie regeln die Pflichten der unter ihnen stehenden Engelschöre. Die Spiralen der Herrschaften strahlen den göttlichen Willen aus und helfen die göttliche Gnade auf die Erde zu bringen. Je mehr Menschen mit ihren Spiralen arbeiten, desto mehr spirituelle Energie steht uns und unserem Planeten zur Verfügung.

Die Spiralen der Herrschaften
Farbe: Goldviolett

Wirkungsweise:

- Hilft allen und uns selbst zu vergeben
- Verankert kraftvolle göttliche Energie in uns, um sie auch anderen Menschen zur Verfügung zu stellen
- Bringt göttliche Gnade auf die Erde

Fünfter Chor
Die Mächte – Kräfte/Dynameis

Die Mächte sind die Hüter des kollektiven Unbewussten der Menschheit und senden uns die Vision eines weltumspannenden, spirituellen Netzwerkes. Regiert werden die Mächte von Erzengel Michael.

Aufgabenbereiche der Mächte
Die Mächte begleiten unsere Seele während der Geburt

und des Todes. Sie sind die Bewahrer des göttlichen Willens, voller Weisheit und Liebe wachen sie über die gottgewollte Ordnung. Da sie das Gute unterstützen, helfen sie in Notsituationen und geben Mut, ähnlich wie die Schutzengel. Sie sind verantwortlich für die Zyklen aller Sterne und Planeten im Universum. Da alle Naturgesetze von ihnen regiert werden, sind sie auch verantwortlich für alle Wunder, die über die uns bekannten Naturgesetze gehen. Sie werden auch „Dynameis“ genannt, was im Griechischen „Kräfte“ bedeutet.

Die kraftvollen Spiralen der Mächte können uns helfen, das kollektive Feld der Menschheit zu verändern und das Gute zu unterstützen, das wir in diesen schwierigen Zeiten so sehr nötig haben. Sie helfen uns, die gottgewollte Ordnung wiederherzustellen.

Die Spiralen der Mächte
Farbe: Rot, Blau und Gold

Wirkungsweise:

- Begleitung der Seele bei Geburt und Tod
- Herbeiführung von Wundern bei uns und in der Natur
- Aktivierung besonderer Kräfte in uns, bei schwierigen Situationen
- Veränderung des kollektiven Feldes der Menschheit

Sechster Chor
Die Gewalten – Elohim/Exousiai

Die Gewalten streben die wahre Meisterschaft an und symbolisieren die göttliche Macht über die gesamte Schöpfung.

Aufgabenbereiche der Gewalten

Ihre Aufgabe besteht darin, die himmlische und irdische Sphäre vor allen negativen Einflüssen zu schützen. Aus diesem Grund werden sie oft mit Schwert und Donnerkeil dargestellt. Sie halten die Welt im Gleichgewicht und kämpfen fortwährend mit der Kraft der göttlichen Liebe gegen die dunklen Mächte.

Eine ihrer wichtigsten Missionen für die Menschheit ist es, diese vor dunklen Wesenheiten zu schützen und für immer von den eigenen dunklen Seiten zu befreien. In dieser Eigenschaft haben sie die wichtigste Rolle bei der Entwicklung des neuen „Goldenen Zeitalters“ und stellen sicher, dass sich auf der Erde höheres Bewusstsein entwickelt.

Mutig stellen sie sich gegen alles Böse und preisen Gott als die einzige Quelle der Kraft. Von ihnen erschallt der Ruf „Wache auf“, den wir manchmal brauchen, um unsere Richtung zu ändern.

Die Spiralen der Gewalten unterstützen das Eintreffen der göttlichen Vorsehung und helfen, genauso wie die der Throne, bei der Durchführung des göttlichen Plans.

Die Spiralen der Gewalten
Farbe: Rot, Gelb und Gold

Wirkungsweise:

- Verlorene Seelen wieder auf den Himmelspfad führen
- Weisen uns in die richtige Richtung, wenn wir uns auf dem falschen Weg befinden
- Verleihen Mut um eigene Schattenseiten zu bekämpfen
- Schützen und befreien von allen negativen Einflüssen

Die dritte Engelshierarchie: Die himmlischen Boten

Fürstentümer – Erzengel – Engel/Schutzengel

Siebter Chor
Die Fürstentümer – Archai

Die Fürstentümer sind die Beschützer der Menschheit und in ihrer Obhut stehen Städte, Länder und Völker. Die irdischen Regenten, Völker und Gemeinschaften werden von ihnen geleitet.

Aufgabenbereiche der Fürstentümer
Diese Engel werden auch „Urkräfte" genannt und repräsentieren das Denken, die geistige Energie und das Bewusstsein. Gemeinsam mit den Schutzengeln helfen sie

den Menschen, Verantwortung für sich selbst zu übernehmen. Außerdem sind sie dafür zuständig, die Religionen auf den Pfad der Wahrheit zu führen. Ihre Spiralen sind besonders für Länder und Völker wichtig, in denen gerade Unruhe herrscht. Sie können deren Politikern helfen, vom höheren Bewusstsein geleitet zu werden.

Die Spiralen der Fürstentümer
Farbe: Dunkelblau und Gold

Wirkungsweise:

- Bestärkung der eigenen Verantwortung
- Führung auf den Pfad der Wahrheit in Bezug auf unseren Glauben
- Verströmen von Liebe und Harmonie unter den Menschen
- Stärkung der geistigen Energie und des Bewusstseins

Achter Chor
Die Erzengel

Die Erzengel vermitteln den Menschen das göttliche Licht und stehen ihnen bei. Sie befassen sich hauptsächlich mit menschlichen Belangen, sind die Führer der dritten Engelshierarchie und verfügen über enorme Energien. Die Erzengel sind die Boten Gottes, die den Menschen Botschaften und Verkündigungen bringen. Ihre Namen enden fast alle auf der sumerischen Silbe „*-el*", was soviel wie „strahlen" oder „leuchten" aber auch „Gott" heißen kann.

Ich habe die Erzengel gebeten, für dieses Buch von jedem eine Botschaft channeln zu dürfen – und sie haben meinen Wunsch gewährt. Beim Channeln spüre ich ganz stark die unterschiedliche Energie des jeweiligen Engels und das, was er übermitteln möchte. Dies versuche ich dann in Worte zu fassen, was nicht immer einfach ist, weil die Energien der Engel so überwältigend und unbeschreiblich sind, dass mir oft die Worte dazu fehlen.
Die Channelings findest du bei den einzelnen Erzengeln.

Kommen wir nun zu der detaillierten Beschreibung der Engel und deren Energiespiralen.

Erzengel Michael

Erzengel Michael gilt als der mächtigste Erzengel, dessen Name „Wer ist wie Gott" bedeutet. Er ist wohl der bekannteste Erzengel und sein Element ist das Feuer.

Erzengel Michael befreit von Ängsten und Selbstzweifeln. Mit seinem Feuerschwert hilft er bei der Klärung und Reinigung von negativen Energien und kann karmische Verstrickungen durchtrennen und heilen.

Er bietet großen Schutz in allen Gefahrensituationen und ist deswegen als der kraftvollste und bedeutsamste

Engel für die Menschen bekannt. Er schützt uns auf materieller, spiritueller und psychischer Ebene vor Angriffen, Verkehrsunfällen, Einbrüchen und schwarzer Magie. Aber ganz besonders hilft uns Erzengel Michael, Flüche, Eide, Gelübde, Schwüre und Versprechen, die wir mal gegeben haben (auch in früheren Leben) aufzulösen. Nach dem Tod begleitet er sanft die Seelen der Verstorbenen.

Channeling mit Erzengel Michael

Gebe nie auf.
Der Kampf lohnt sich, denn du wirst gewinnen.
Du wirst die negativen Gedanken besiegen,
denn es sind nicht deine.
Es sind Überzeugungen, die nicht zu dir gehören.
Du hast sie so vorgefunden und nur übernommen.
Mit meinem Schwert helfe ich dir jetzt,
alle Verbindungen und alle Beziehungen,
die dir nicht mehr dienlich sind, zu durchtrennen.
Durch diese Bereinigung erlaubst du,
Göttliche Gedanken zuzulassen und neue
göttliche Beziehungen einzugehen.
Es ist an der Zeit, altes Karma loszulassen.
Bereite dich auf das DHARMA vor.*
Die Engel brauchen dich für die neue Welt.
Sage einfach JA dazu.

** Dharma führt dich auf den Pfad der Vollkommenheit und ermöglicht dir eine direkte Verbundenheit mit Gott.*

Während dieses Channelings überkam mich eine große Kraft und Zuversicht. Ich spürte, dass es jetzt sein Wille ist, das kollektive Unbewusste zu verändern und es mit neuen Gedanken und Überzeugungen zu transformieren. So bitte ich auch dich, mit deinem Zutun bei diesem Prozess zu helfen.

Suche dir neue Gedanken und Glaubenssätze aus, die du auch als Affirmation täglich anwenden möchtest. Zum Beispiel: *„Ich freue mich, dass ich mit meinen Gedanken der Liebe und Fülle einen wichtigen Beitrag leiste, damit diese Welt ein wundervoller Ort ist.“*

Aufgabenbereiche von Erzengel Michael

Auflösung von Karma, Klarheit, Entschlossenheit, Weltfrieden, Mut, Integrität, Reinheit, Lösung, Kraft, Gerechtigkeit, Frieden, Willenskraft, Kraft in Gottes Wahrheit zu handeln, Schutz, Gefahrensituationen, Mutlosigkeit, Geborgenheit, Reinigung, Wahrheit, aggressives Verhalten, festgefahrene Glaubensmuster, Auflösung negativer Energien.

Erzengel Michaels Energie ist überwältigend, rein und kraftvoll. Er ist der Hüter der göttlichen Ordnung und hält die Balance zwischen Licht und Dunkelheit, zwischen dem Guten und dem Bösen. Er greift immer ein, wenn die Gefahr besteht, dass die Menschheit vom göttlichen Plan abweicht. Sein flammendes Schwert ist das Symbol für die klare Kraft der Liebe und der göttlichen Gerechtigkeit. Daher auch der Name „Vollstrecker Gottes“.

Wir können ihn auch bitten, sein blaues Gewand um uns zu werfen, um seinen Schutz und seine Stärke zu erfahren.

Die Spiralen von Erzengel Michael
Farben: Blau und Rot

Seine Spiralen können unter anderem in folgenden Situationen eingesetzt werden:

- Göttliche Gerechtigkeit in einer Situation erfahren
- Schutz vor Menschen, die uns in die Irre führen wollen
- Befreiung aus belastenden Situationen
- Hilfe und Beistand bei Sterbenden
- Begleitung einer Seele ins Jenseits
- Mut und Kraft
- Schutz bei Bedrohung
- Energetische Reinigung und Harmonisierung von Räumen
- Befreiung von Angstzuständen und Panikattacken
- Befreiung aus Opferrolle
- Schutz vor Albträumen
- Reparatur und Schutz elektrischer Geräte, Computer und Fahrzeuge
- Verteidigung gegen Unrecht
- Befreiung von negativen Energien (schwarzmagischen Kräften)
- Auflösung von Flüchen, Eiden, Gelübden, Schwüren und Versprechen
- Durchbrechen von Verhaltens- und Glaubensmustern
- Hilfe bei Rechtsstreit

- Befreiung von negativen karmischen Verbindungen
- Befreiung erdgebundener Seelen
- Lösung von Blockaden aus dem Hals-Chakra

Erzengel Gabriel

Er ist der „Engel der Führung". Gabriel bedeutet wörtlich übersetzt „Gott ist meine Stärke" und „Zeugungskraft Gottes". Erzengel Gabriel weist uns den Weg zu einem spirituellen Leben und hilft uns unseren Lebensplan zu erkennen.

Ich nenne ihn den „Engel der Freiheit", denn er befreit uns von allen Barrieren und öffnet uns den Weg in ein neues unabhängiges Leben. Er ist der Engel der Verkündigung. Er verkündete Maria, dass sie Jesus, den Sohn Gottes, gebären werde. Auch die Ankündigung der Geburt Johannes des Täufers geschah durch ihn. Er sagte zu Priester Zacharias, dass seine Frau Elisabeth, die unfruchtbar und im hohen Alter war, ein Kind bekommen würde. Deswegen ist eine der wichtigsten Aufgaben von Erzengel Gabriel, denjenigen Hoffnung zu geben, die den Glauben an eine Schwangerschaft verloren haben.

Er ist derjenige, der die Seele aus dem Paradies holt, das Ungeborene während der neun Monate der Schwangerschaft begleitet und bei dessen Geburt hilft.

Im praktischen Alltag hilft Erzengel Gabriel, wieder

Ordnung und Disziplin in unser Leben zu bringen und unsere emotionale, mentale und materielle Welt zu organisieren. Oftmals zeigt er uns einen neuen Weg. Dies kann eine Neuorientierung im Beruf bedeuten, den Wechsel des Wohnortes, oder sogar des sozialen Umfeldes.

Erzengel Gabriel spendet Kraft für unseren Lebensweg.

Channeling mit Erzengel Gabriel

Vielleicht hast du es noch nicht bemerkt,
doch du stehst vor einem Kreuzweg.
Du musst dich jetzt entscheiden.
Folgst du mir, oder bleibst du im Dunkeln?
Wenn du mir folgst, werde ich dir alle Steine
aus dem Weg räumen.
Wenn du dich für den anderen Weg entscheidest,
kann ich dir nicht zur Seite stehen.
Am Anfang wirst du vielleicht den neuen Weg
als schwierig empfinden.
Aber nur EIN Weg führt ins Licht.
Und dort erwartet dich das Unverhoffte.
Vertrau mir.

Durch dieses Channeling wurde mir klar, dass ich schon seit Langem eine Entscheidung getroffen habe. Erzengel Gabriel hat mir schon sehr viele Steine aus meinem Weg geräumt und viel „Unverhofftes“ in mein Leben gebracht. Nun ist es an der Zeit, dass auch du dich entscheidest.

Aufgabenbereiche von Erzengel Gabriel
Freiheit, Freude, Hoffnung, Klarheit, Klärung, Sinn des Lebens, Lebensfreude und Optimismus, Wünsche und Erwartungen, Bewegung starrer Strukturen bei eingefahrenen Mustern, Unabhängigkeit, freudige Botschaften, Entscheidungskraft, Motivierung bei Veränderungen und Neuanfängen, Optimismus für die Zukunft und Ausgewogenheit.

Durch seine Rolle als Verkünder von Botschaften, schützt Erzengel Gabriel Menschen in folgenden Berufen: Gynäkologen, Hebammen, Postboten und Personen im Bereich des Nachrichtendienstes.

Das Symbol von Erzengel Gabriel ist die weiße Lilie, die für Reinheit und Spiritualität steht.
Er bringt Klarheit in Situationen und Gedanken, hilft uns bei der Klärung von Fragen, bei Dilemmata und bei der Entscheidungsfindung.

Zusammen mit Erzengel Uriel hilft er uns bei der Verwirklichung unserer Visionen, sowie dabei, die Bilder des Unbewussten zu verstehen.

Die Spiralen von Erzengel Gabriel
Farben: Weiß mit Hellblau

Seine Spiralen können unter anderem in folgenden Situationen eingesetzt werden:

- Erkennung und Verwirklichung des Lebensziels
- Symbolische Auferstehung, Veränderung und Erneuerung
- Bestimmung neuer Ziele

- Hilft Neutralität zu bewahren bei Situationen, Gedanken und Gefühlen
- Klarheit in verwirrenden Lebenssituationen
- Entscheidungen treffen, Pläne umsetzen
- Bewusstwerdung der eigenen Wünsche
- Hilfe bei Dilemmata
- Führt aus Sackgassen und festgefahrenen Situationen heraus
- Stärkung der Entscheidungskraft
- Hoffnung und Hilfe bei Schwangerschaftswunsch
- Begleitung während der Schwangerschaft
- Geburtshilfe
- Adoptionen
- Hoffnungslosigkeit, Traurigkeit und Depressionen
- Trost bei Verlustsituationen
- Befreiung von destruktiven Gedanken oder Situationen
- Motivierung und Auftrieb bei stagnierenden Situationen
- Barrieren aus dem Weg räumen
- Befreiung von nicht mehr dienlichen Situationen
- Lösung von Blockaden in Hals- und Knie-Chakra

Erzengel Raphael

Der Name Raphael bedeutet „Gott heilt“ oder „Heiler Gottes“. Er ist der „Engel der Heilung“ und hilft uns bei der Heilung von Körper, Geist und Seele. Er unterstützt die Verjüngung und Zellregeneration und -erneuerung, auch präventiv, also Heilung auf allen Ebenen und bei allen Lebewesen. Er schützt und führt Menschen, die in therapeutischen Berufen tätig sind und inspiriert Wissenschaftler bei der Erfindung und Entwicklung neuer medizinischer Heilmethoden, -mittel und -geräte.

Erzengel Raphael ist der Unterstützer aller Heilmethoden und lehrt uns, nicht engstirnig zu sein. Er hilft, die passende Therapie für uns zu finden. Das Zitat „Wer heilt, hat recht“ von Hippokrates, dem Begründer der Medizin als Wissenschaft, spiegelt Raphael wieder.

Durch seine Hilfe verstehen wir, was uns die Krankheit bzw. das Symptom lehren will und fördern so unsere Entwicklung.

Er verhilft uns, Sensibilität für Gesundheitsthemen zu entwickeln, indem wir durch Selbsterkenntnis spüren, was für uns am besten ist, z.B. in Bezug auf Ernährung, Bewegung, innere Ruhe, Zufriedenheit und Heilung von destruktiven Beziehungen im beruflichen und privaten Umfeld sowie krankmachenden Überzeugungen.

Channeling mit Erzengel Raphael

Wie lange willst du dich noch kränken lassen von dem, was einmal geschah?
Wie lange willst du dich noch dafür bestrafen?
Die Krankheit ist ein Lehrer, aber es gibt Bessere.
Liebe ist der beste Lehrer.
Lasse los. Verzeihe.
Dir, deinen Ahnen und den Anderen.
Alles, was du in deinem Zellgedächtnis mit dir trägst, soll jetzt geheilt werden.
Ich werde deine Zellen mit neuen Heilinformationen erleuchten.
Die Krankheit hilft dir nicht weiter.
Hör auf, die Menschen die du liebst,
damit zu manipulieren.
Liebe ist deine Heilung!

Wie recht Erzengel Raphael hat – sehr viele Menschen lassen sich von ihrer Vergangenheit täglich „kränken" und geben so ihrer Gesundheit keine Chance. Höre bitte auf, dich für deine Vergangenheit zu bestrafen. Es ist vorbei. Sei bereit, dich jetzt davon zu befreien. Lebe und liebe!

Aufgabenbereiche von Erzengel Raphael

Heilung auf allen Ebenen und bei allen Lebewesen, Gesundheitsbewusstsein, Körper, Geist und Seele in Einklang bringen, Stärkung, Erneuerung, emotionale Heilung, Ursache der Krankheit erkennen und heilen, Hoffnung zur Heilung schenken, Glauben an die Genesung stärken, Heilung von Gedanken und Situationen, Inspiration bei der Entwicklung neuer Heilmittel, Heilung auf Zellebene.

Eine ganz besondere Unterstützung bietet Raphael bei therapeutischen Sitzungen. Wenn man ihn darum bittet, führt er die Gedanken und die Bewegungen der Hände bzw. Körpers des Therapeuten. Ich bezeichne dies als Ganzkörper-Channeling.

Er gilt auch als Beschützer der Reisenden und sorgt für Sicherheit und einen reibungslosen Ablauf während der Reise mit dem Zug, Auto, Flugzeug, Schiff etc.

In Zusammenarbeit mit Erzengel Ariel hilft er Tieren bei ihrer Heilung.

Die Spiralen von Erzengel Raphael
Farbe: Grün in allen Nuancen

Seine Spiralen können unter anderem in folgenden Situationen eingesetzt werden:

- Spirituelles Heilen
- Hilfe und Schutz für Menschen in Heilberufen
- Den Willen, geheilt zu werden, fördern
- Heilung von Körper, Geist und Seele
- Erlangen heilender Erkenntnisse
- Heilung durch Veränderung der Zellinformation
- Bringt Hoffnung auf Heilung
- Heilung verletzter Gefühle
- Bedürfnisse erkennen und befriedigen

- Geistig-körperliches Ungleichgewicht in Balance bringen
- Genesung beschleunigen
- Räume mit heilender Energie füllen, insbesondere Therapieräume, Krankenhäuser, Arztpraxen etc.
- Erkennen der Ursachen und Heilung von Süchten und Abhängigkeiten
- Körperliche Regeneration und Verjüngung
- Schutz bei Reisen
- Auflösung von Disharmonien, eigene Mitte finden
- Schwierige finanzielle Situationen heilen
- Heilung bei allen Lebewesen
- Lösung von Blockaden im Herz-Chakra

Erzengel Chamuel

Er ist der Engel der Liebe, der Schönheit und der Harmonie. Ich nenne ihn den „Experten der Liebe und der Liebesbeziehungen".

Sein Name bedeutet „Gott ist mein Ziel", denn das Ziel Gottes ist die reine Liebe. Aber auch „die Kraft des Herzens Gottes" und „Heiler des Herzens" sind treffende Beschreibungen für ihn.

Channeling mit Erzengel Chamuel:

Ich überbringe dir die göttliche Essenz.
Sie ist SEINE sanfte Liebe.
Nimm sie in dich auf und erlaube ihr,
jede Zelle zu berühren,
insbesondere dein Herz.
Trage die göttliche Essenz mit Anmut in dir
und gebe sie an alle weiter.
Dies ist die höchste Bestimmung deines Seins,
sie führt dich zurück zu IHM.

Während dieses Channelings spürte ich die unendliche Sanftmut von Erzengel Chamuel. So fühlt sich bedingungslose Liebe an. Fülle dein Herz mit ihr und folge deiner wahren Bestimmung.

Aufgabenbereiche von Erzengel Chamuel

Liebe in allen Beziehungen, in der Partnerschaft, in der Familie, insbesondere Eltern, Kinder und Geschwister, Seelenverwandte, Freundschaften, Selbstliebe und die Liebe zu Gott.

Er hilft, Angst und Misstrauen in Beziehungen aufzulösen und heilt „gebrochene Herzen". Außerdem lehrt er uns Wohlwollen, Gutmütigkeit, Harmonie, Kreativität, Inspiration, innere und äußere Schönheit, Leichtigkeit und die Erhöhung der eigenen Schwingung.

Erzengel Chamuels Energie ist wie eine liebevolle und sanfte Umarmung, leicht, einfühlsam und dennoch kraftvoll. Da es eine seiner Aufgaben ist, mit seiner Energie die Liebe in Beziehungen zu heilen, kann dies auch bedeuten, dass er einem Paar hilft, wieder zueinander zu finden oder sich harmonisch zu trennen.

Die Spiralen von Erzengel Chamuel
Farbe: Rosa in allen Nuancen

Seine Spiralen können unter anderem in folgenden Situationen eingesetzt werden:

- Die Schwingungsfrequenz einer Beziehung auf eine höhere Ebene bringen
- Liebeskummer und gescheiterte Liebesbeziehungen überwinden
- Lösung von Beziehungsproblemen
- Lösung von systemischen Verstrickungen
- Befreiung von negativen Gefühlen und Ängsten
- Leichtigkeit, Liebe, Geborgenheit, Frieden und Vertrauen in unser Leben und unsere Beziehungen zu bringen
- Mitgefühl für Mitmenschen und Tiere zu fördern
- Fördert Toleranz für andere und uns selbst gegenüber
- Inspiration durch seine Schöpferkraft für Künstler wie Maler, Designer, Musiker, Komponisten, Sänger, Architekten, Schauspieler, Schriftsteller usw.

- Überwindung von Depressionen, Freudlosigkeit und Aussichtslosigkeit
- Mehr Freude und Spaß im Leben
- Hilft bei der Suche nach verschollenen Menschen und Tieren
- Mehr Zeit mit Familie und Freunden zu verbringen
- Lieblingsbeschäftigungen mehr nachgehen
- Liebe und Geborgenheit zu spüren
- Sich nicht mehr allein, ungeliebt und verlassen zu fühlen
- Blockaden aus dem Herz-Chakra lösen

Erzengel Uriel

Uriel ist der Engel des Friedens und der Weisheit. Sein Name bedeutet „Feuer Gottes“ und „Gottes Licht“. Durch seine Hilfe lernen wir, Ruhe und Gelassenheit zu bewahren, um nicht Opfer unserer eigenen Wut und Angst zu werden.

Er vertritt den folgenden wichtigen Engelaspekt: „Die Menschen mit dem göttlichen Licht und dem Materialisationsstrahl zu verbinden.“ Als Engel der Wahrheit und Erleuchtung, hilft er den Menschen, die eigene Lebensaufgabe anzunehmen und zu erfüllen.

Channeling mit Erzengel Uriel

Ich weiß, wie schwer du es hast,
dich in der materiellen Welt durchzukämpfen.
Die Materie ist im Augenblick mit viel Dunkelheit durchdrungen.
Deswegen spürst du Angst, Geld zu besitzen.
Ich will dir helfen, wieder Licht in die Materie zu bringen.
Ich unterstütze dich, alles Lichtvolle zu manifestieren.
Die Welt braucht lichtvolle Materie.
Sie braucht eine neue Art der Bezahlung,
die nicht von denen kommt, die im Augenblick
die Macht auf der Erde haben und die Menschen
kontrollieren und manipulieren.
Diese neue Währungsform wird außerhalb des
Kreislaufs des Geldes sein.
Wir werden sie in kürzester Zeit denjenigen
vermitteln, die sich mit der göttlichen Weisheit
verbinden.
Es ist an der Zeit, ein ausgeglichenes Geben und
Nehmen wiederherzustellen.
Hab keine Angst, die Mittel werden dir nie ausbleiben.
Ihr werdet nicht mehr auf Geld angewiesen sein,
solange ihr mit dem Licht und mit dem göttlichen
Materialisationsstrahl mitschwingt.

Dieses Channeling hat mich sehr neugierig gemacht. Eine „*neue Währungsform, die außerhalb des Kreislaufs des Geldes sein wird*". Ich muss zugeben, ich habe keine Ahnung, was Erzengel Uriel damit meint. Aber eines weiß ich sicher: Er würde so etwas nicht sagen, wenn die Engelswelt nicht bereits einen neuen Plan hätte.

Aufgabenbereiche von Erzengel Uriel

Dankbarkeit, Sicherheit, Entscheidungskraft, Lebensfreude, Schöpfer- und Tatkraft, Struktur, Frieden, den göttlichen Plan und die materielle Welt in Einklang bringen, Manifestation und Umwandlung göttlicher Schwingung in Materie.

Die Energie von Erzengel Uriel erdet uns, denn sie ist eng mit der Erde verbunden. Diese ruhige und zugleich sehr wirkungsvolle und dichte Energie wirkt kräftigend, stabilisierend, ordnend und energetisierend.

Zu den wichtigsten Aufgaben Uriels gehört es, den göttlichen Plan in Materie umzusetzen und eine Verbindung mit dem höheren Bewusstsein herzustellen. Er bildet eine Brücke zwischen der spirituellen und materiellen Welt. Wenn es unserem höchsten Wohl dient, hilft er uns, Dinge und Situationen zu materialisieren und zu manifestieren.

Mit Hilfe von Erzengel Uriel wird die Ursprungsenergie durch den Materialisationsstrahl weitergegeben. Durch diese strukturgebende Energie hilft er beim Aufbau und der Wiederherstellung der Ordnung nach Zerstörung und Katastrophen.

Erzengel Uriel lehrt uns, die Gesetze der materiellen Welt zu verstehen (Gesetz der Anziehung und Manifestierung) und Schwierigkeiten intelligent zu meistern. Durch seine Führung lernen wir den Sinn des Lebens zu verstehen und Materie, Reichtum und Spiritualität in Einklang zu bringen.

Er hilft den Menschen, sich von der übermäßigen Verstrickung und Anhaftung an Materie, Geld und der Körperlichkeit zu befreien.
Indem er uns lehrt, uns mit der Weisheit unseres eigenen Körpers zu verbinden und auf ihn zu hören, unterstützt er heilende Prozesse, welche die Strukturen im fein- und grobstofflichen Körper stärken.

In Zusammenarbeit mit Erzengel Raphael hilft er uns, eine neue Struktur und Heilung für unseren Körper zu erlangen.

Die Spiralen von Erzengel Uriel
Farben: Purpurrot, Rubin bis Rotgold

Seine Spiralen können unter anderem in folgenden Situationen eingesetzt werden:

- Überwindung von Schicksalsschlägen
- Vermittlung von Inspirationen und Erkenntnissen
- Gewichtsprobleme
- Göttliche Inspiration
- Materialisierung und Manifestation von Wünschen und Visionen
- Einklang von Materie, Reichtum und Spiritualität
- Heilung der persönlichen Beziehung zu Geld

- Erfolg im Beruf und im eigenen Unternehmen
- Erdung
- Neue Kraft schöpfen und in Schwung kommen
- Fokussierung unserer Energie auf ein bestimmtes Ziel
- Lösung von Blockaden aus dem Wurzel-, Sakral- und Solarplexus-Chakra

Erzengel Raziel

Der Name Raziel bedeutet „Geheimnisse Gottes". Die Energie dieses Erzengels fühlt sich subtil, mystisch, weise und geheimnisvoll an, weshalb man ihn auch den Engel der Magie oder der Esoterik nennt.

Man sagt, dass Erzengel Raziel alle Geheimnisse Gottes kennt, da er sehr nah an dessen Thron steht. Er ist ein mystischer Lehrer und verfügt über besonderes Wissen zu universellen Gesetzmäßigkeiten, spirituellen Konzepten und Alchemie. Die Menschen sieht er als seine Schüler: Adam übergab er das Buch der Weisheit und Noah die Bauanleitung für die Arche, heißt es.

Channeling mit Erzengel Raziel

Folge mir.
Tauche mit mir in die Welt des Mysteriums ein.
Ich will dir zeigen, dass all das,
was du für unmöglich hältst, möglich ist.
Ich werde dir helfen, das Unverständliche zu verstehen.
Ich werde dir zeigen, wie Wunder geschehen.
Doch du musst dem Gesagten glauben
Und ihm dann dein Einverständnis geben,
sich zu zeigen.
Du wirst nichts sehen können,
was du nicht sehen willst.
Göttliche Wunder erscheinen nur denen,
die dafür bereit sind.
Bist du bereit?

Etwas Unbeschreibliches und Mysteriöses spürte ich während dieses Channelings. Ein klares Gefühl, dass mit Hilfe von Erzengel Raziel das Unmögliche zu erreichen ist und die Gewissheit, dass es das Wissen der Wunder gibt. Doch es steht nur denen zur Verfügung, die dafür bereit sind.

Aufgabenbereiche von Erzengel Raziel

Quantentheorie, heilige Geometrie, spirituelles bzw geistiges Heilen, Weisheit, Esoterik, Geheimlehren, Göttliche Mystik und Alchemie, Wunder und Verstärkung der außersinnlichen Wahrnehmung.

Als weiser Lehrer hilft uns Raziel, Zugang zu diesen Bereichen zu erlangen und sie zu verstehen.

So wie Metatron, hat auch er Einblick in das Buch des Lebens (Akasha Chronik) und dadurch detailliertes Wissen über jedes Menschenleben.

Raziel unterstützt Erzengel Michael dabei, Menschen von schmerzhaften Erfahrungen und Ängsten aus früheren Leben zu befreien.

Zum Beispiel spüren Heiler und Therapeuten oft große Ängste, spirituelle und psychische Blockaden und trauen sich nicht, ihre Fähigkeit zum Heilen auszuüben, weil sie in ihren früheren Leben dafür verfolgt, bestraft oder sogar getötet wurden. Erzengel Raziel lässt diese Menschen klar erkennen, dass sie diesmal gefahrlos ihrer Berufung folgen können.

Ich nenne ihn den „Magier" unter den Engeln, denn durch sein Wissen über die Geheimnisse des Universums ermöglicht er die Erfüllung aller Wünsche und die Auflösung limitierender Glaubenssysteme. Kurzum: Durch ihn wird Unmögliches möglich.

Sinnbildlich für diesen mächtigen Engel und seine Fähigkeiten ist „Phönix aus der Asche" – der Vogel, der uns an die Wiedergeburt und die Unsterblichkeit unserer Seele erinnert.

Mit Raziels Hilfe raffen wir uns nach einer Niederlage wieder auf und erholen uns nach einem schweren Schicksalsschlag.

Aus spiritueller Sicht hilft er uns jedes Mal, wenn wir dazu bereit sind, einen weiteren Teil unseres Egos zu verbrennen, symbolisch wiedergeboren zu werden und unser göttliches Sein mehr zum Vorschein zu bringen. Ein solcher Prozess kann – muss aber nicht – schmerzhaft sein. In jedem Fall gewinnen wir dadurch enorm an Ausstrahlung, die von der Außenwelt als besonderes Charisma wahrgenommen wird.

Die Spiralen von Erzengel Raziel
Farbe: Die intensiven Farben des Regenbogens

Seine Spiralen können unter anderem in folgenden Situationen eingesetzt werden:

- Verständnis für Geheimlehren
- Aufraffen nach einer Niederlage
- Erholung nach schwerem Schicksalsschlag
- Quantensprünge in unserem Leben machen
- (Phönix aus der Asche)
- Überwindung von übermäßigem Ego
- Erfassen und Verarbeiten komplexer Informationen
- Quantentheorie und Wissenschaft verstehen
- Hilfe bei spiritueller Arbeit
- Göttliche Mystik und Alchemie verstehen
- Übermittlung von Wissen, insbesondere über spirituelle und geistige Heilung

- Aneignung und Ausführung heilerischer Fähigkeiten
- Verständnis für spirituelle Konzepte und universelle Gesetzmäßigkeiten
- Auflösung von Ängsten und schmerzhaften Erinnerungen
- Esoterisches Wissen zulassen und verstehen
- Verstärkung der außersinnlichen Wahrnehmung
- Auflösung limitierender Glaubenssysteme
- Erfüllung von Wünschen
- Unmögliches wird möglich
- Lösung von Blockaden aus dem Kronen- und Stirn-Chakra

Erzengel Haniel

Der Name Haniel bedeutet „Ruhm/Anmut Gottes“ oder „Herrlichkeit der Gnade Gottes“. Erzengel Haniel ist der Engel des Fortschritts.

Haniels türkisblauer Strahl hilft uns, unseren Horizont zu erweitern, um Erkenntnisse aus der Zukunft in die Gegenwart zu bringen. Letztlich fördert dies die positive Weiterentwicklung und die Evolution der Erde.

Channeling mit Erzengel Haniel

Wach auf!
Wie lange willst du dich noch verstecken?
Wie lange willst du nicht sehen, was in dir steckt?
Warum verbirgst du dein göttliches Charisma
vor dieser Welt?
Bitte scheue dich nicht. Trau dich! Zeig dich!
Lass es aus dir raus!
Ich bin da, um dich wachzurütteln.
Wie lange soll die Welt noch auf dich warten?
Wer hat dir gesagt, dass du nicht gut genug bist?
Wem willst du Glauben schenken?
Ihnen oder mir?
Merkst du es nicht?
Nur du bist so!
Kein anderer ist wie du.
Richte dich auf, entfalte dich, lass es aus dir raussprühen.
Die Welt wartet auf dein Talent und braucht es.
Ich und deine wahren Freunde werden dich dabei
unterstützen.
Zeig dich!

Ich merkte während dieses Channelings, wie sehr es Erzengel Haniel am Herzen liegt, uns dabei zu unterstützen, unsere göttlichen Talente anzuerkennen und sie zu offenbaren. Jeder wurde von Gott mit einer besonderen Gabe beschenkt. Teile nun dieses besondere Geschenk mit der Welt.

Aufgabenbereiche von Erzengel Haniel
Aufrichten, Ermutigen, Aufmuntern, Stärken, Trost spenden, Selbsterkenntnis, eigene Größe erkennen, Selbstverantwortung, Illusionen erkennen und auflösen, Selbstvertrauen, Selbstsicherheit, Gelassenheit, Harmonie, Eingebung, Intuition, außersinnliche Wahrnehmung, Talente entdecken und fördern, Kreativität.

Er bringt Menschen mit gleichen Idealen zusammen und unterstützt diese bei der Entwicklung und Realisierung größerer Projekte, die der gesamten Menschheit zugute kommen.

Sein Spezialgebiet ist die Entwicklung und Förderung der geistigen Fähigkeiten und außersinnlichen Wahrnehmungen. Mit seiner Unterstützung, gelangen wir an Informationen, die uns sonst nicht zugänglich wären. Dabei achtet er darauf, dass wir nur mit Informationen in Verbindung kommen, die Positives erschaffen und Negatives abwenden.

Er hilft uns, verborgene Talente zu entdecken und Kreativität zu entwickeln. Seine aufrichtende Energie gibt uns das nötige Selbstvertrauen, zu unseren Fähigkeiten zu stehen und diese zum höchsten Wohl der Menschheit nach außen zu tragen.

Mit Haniels Unterstützung übernehmen wir Verantwortung für unser Leben. Wir erkennen unsere wahren Bedürfnisse und befriedigen diese aus eigener Kraft, anstatt den Anspruch zu erheben, dass sie von außen erfüllt werden. Bei besonderen Anlässen, wie wichtigen Geschäftsterminen, Vorstellungsgesprächen, Auditionen, Präsentationen,

Vorträgen, Seminaren und Rendezvous, hilft er uns, innere Unruhe, Nervosität und Lampenfieber zu überwinden. Er bestärkt uns in unserem Selbstbewusstsein und gibt uns die nötige Gelassenheit.

Die Spiralen von Erzengel Haniel
Farbe: Türkisblau

Seine Spiralen können unter anderem in folgenden Situationen eingesetzt werden:

- Weisheit und Eingebung
- Erlangung eines guten Rufs
- Trost bei Enttäuschungen und Schicksalsschlägen
- Mut und Zuversicht
- Veränderung limitierender Glaubenssätze und Überzeugungen
- Umsetzung großer Ideen und Projekte
- Vertrauen in eigene Fähigkeiten
- Erkennen der eigenen Größe
- Klarheit und Einsicht in Situationen und Lebenslagen
- Durchschauen von Illusionen, Täuschungen und Betrug
- Aufbauen von Selbstvertrauen, Selbstsicherheit und Selbstbewusstsein
- Außersinnliche Fähigkeiten erweitern und fördern
- Durchhaltevermögen und Weitsicht
- Chancen erkennen
- Behutsamer und respektvoller Umgang mit anderen Menschen und der Umwelt

- Innere Ruhe und Gelassenheit
- Schönheit, Harmonie und Anmut ins Leben rufen
- Bildung neuer Freundschaften
- Ausstrahlen von Charme und Charisma
- Menstruationsbeschwerden und Regelung dcs weiblichen Zyklus
- Heilung und Harmonisierung von Liebesbeziehungen
- Überwinden von Liebeskummer
- Lösung von Blockaden aus dem Stirn-Chakra und aus dem sekundären YIN Chakra

Erzengel Ariel

Der Name Ariel bedeutet „Löwe Gottes“ oder „Held Gottes“. Dieser Erzengel wacht über Prophezeiungen, Visionen, Träume, Vorhersagungen und erhöht die intuitiven Fähigkeiten. Er hilft uns bei der Selbsterkenntnis, denn er ist der Engel der Unschuld und der Reinheit, der Manifestierung materiellen Reichtums und der geistigen und spirituellen Klarheit.

Ariel hilft uns, mutig unseren Standpunkt zu verteidigen und nicht zuzulassen, dass andere uns ihre Meinung aufzwingen. Denn, wenn wir dies erlauben, fühlen wir uns schwach. Viele Menschen fürchten, z.B. abgelehnt zu werden, wenn sie ihre Meinung äußern. Ariels Kraft nimmt uns diese Angst.

Channeling mit Erzengel Ariel

Ich möchte deine innere Kraft in dir wecken
und dich daran erinnern,
dass du über die Energie verfügst,
um den Plan Gottes auszuführen.
Nur dann steht dir alle Kraft zur Verfügung.
Geld und Materie sind nur manifestierte Energie,
um dir dabei zu helfen.
Lass alle Schuldgefühle in Bezug auf Geld los.
Die göttlichen Kräfte werden dich niemals verleugnen,
wenn du sie für einen höheren Zweck einsetzt.
Wir Engel stellen unsere Energie einzig
und allein für SEINEN Plan zur Verfügung.
„Manche" wollen, dass du deine Kraft verlierst.
Erkenne, dass diese „Manche" einen Vorteil haben,
indem sie dich kontrollieren
und dich durch Schuldgefühle schwächen.
Ich erlöse dich davon, um all deine Kraft in die
Umsetzung des Göttlichen Plans einzusetzen.

In diesem Channeling fühlte ich, die Gewissheit, dass mir alle Kraft zur Verfügung steht, um SEINEN Plan auszuführen. Sei dir gewiss, dass auch dir diese Kraft zur Verfügung steht, wenn du dem göttlichen Plan folgst.

Aufgabenbereiche von Erzengel Ariel
Manifestation von materiellem Reichtum und Fülle, Befreiung von Schuldgefühlen, Mut zur eigenen Meinung, Respekt vor uns selbst, Heilung und Schutz von Tieren und Natur.

Ariel lehrt uns, uns selbst mit Respekt zu behandeln und unsere eigenen Bedürfnisse nicht aus Angst oder Schuldgefühlen hintanzustellen. Durch seine dynamische Energie reagieren wir bei achtlosem Verhalten nicht mehr aggressiv – und die anderen verhalten sich uns gegenüber respektvoll.

Dieser Erzengel hilft uns, von Schuld loszukommen, indem er uns sagt, dass es keine Schuld gibt. Es ist wichtig zu wissen, dass Schuldgefühle mitunter die niedrigsten Frequenzen haben. Diese halten uns in einer niedrigen Bewusstseinsstufe gefangen und verhindern, dass wir in unserem Leben vorankommen.

Wir müssen verstehen, dass Schuld eine Illusion ist, dennoch müssen wir Verantwortung für unser Handeln übernehmen.

Die Frage der Eigenverantwortung ist wichtig, auch wenn es uns in schwierigen Situationen sehr schwer fällt, Verantwortung für das Geschehene zu übernehmen. Weil unser Leben uns das bringt, was wir in uns selbst erschaffen. Ariel hilft uns dabei, dass uns dies leicht fällt. Zunächst ist es notwendig, die Motive der Selbstsabotage zu erkennen und zu lösen.

Ariel zeigt uns, wie wir aus Fehlern lernen und den größtmöglichen Gewinn daraus ziehen. Durch diese Lektionen werden wir reifer und stärker, geben uns nicht mehr dem Selbstmitleid hin und fühlen uns weniger schuldig, sodass wir uns selbst und anderen vergeben und leicht in unserem Leben voranschreiten können.

Ariels Energie hat mit „Göttlicher Magie“ zu tun, also der umgehenden Manifestation des Willens Gottes. Er wird uns alle Unterstützung geben, die wir brauchen, um unseren Lebensplan zu erfüllen und uns bewusst machen, dass Wunder völlig natürlich sind.

Erzengel Ariel zeigt uns den Weg, über den wir in allen Aspekten unseres Lebens mehr Fülle erreichen. Er hilft uns, den richtigen Beruf zu finden, mit Begeisterung und Erfolg Karriere zu machen und ein eigenes Unternehmen zu gründen. Er erinnert uns daran, dass wir es wert sind, in materiellem Wohlstand zu leben. Durch seine Hilfe werden wir empfänglich für Reichtum aus erwarteten und unerwarteten Quellen.

Ariel ist mit allen Tieren und der Natur sowie den Elementen Erde, Wasser, Feuer und Luft verbunden. Er hat die Fähigkeit, zusammen mit Erzengel Raphael, die Tiere und die Natur zu heilen und bei den Menschen Umweltbewusstsein zu wecken.

Die Spiralen von Erzengel Ariel
Farbe: Lachsrosa

Seine Spiralen können unter anderem in folgenden Situationen eingesetzt werden:

- Manifestation von materiellem Reichtum und Fülle
- Befreiung von Schuldgefühlen
- Mut zur eigenen Meinung

- Selbstrespekt
- Sich selbst und anderen vergeben
- Verantwortung für das eigene Handeln und Leben übernehmen
- Die eigenen Bedürfnisse erkennen, respektieren und ihnen Priorität geben
- Heilung und Schutz der Natur
- Heilung und Kommunikation mit Tieren (Sprache der Tiere verstehen)
- Umweltbewusstsein fördern
- Hilft die richtige Arbeitsstelle zu finden
- Hilfe bei der Gründung eines neuen Unternehmens
- Empfänglichkeit für Reichtum und Geld aus erwarteten und unerwarteten Quellen
- Hilft uns, Wunder als natürlich zu empfinden und uns für sie zu öffnen
- Lösung von Blockaden aus dem Stirn-Chakra und aus den Hand-Chakren

Erzengel Jophiel

Sein Name bedeutet so viel wie „Gott ist meine Wahrheit“ oder „Weisheit Gottes“. Als Leiter der Cherubim schwingt er auf einer sehr hohen Energie und befindet sich direkt unter Melchizedek. Durch seinen goldgelben

Strahl der Erleuchtung bringt er der Menschheit Weisheit, Geduld und Frieden. Erzengel Jophiel hilft uns, Symbole zu entschlüsseln und die wahren Botschaften mystischer und religiöser Schriften zu verstehen, damit dieses Wissen zum höheren Wohl der Menschheit eingesetzt werden kann. Er war derjenige, der mir das Symbol der Spirale offenbarte und mir das Wissen über ihre Energie und Wirkungsweise übermittelte.

Channeling mit Erzengel Jophiel

Es ist kein Zufall,
Dass du gerade Dieses liest.
Ich habe dich gerufen.
Du hast mich gehört.
Dieses neue Wissen, gehört dir.
Nimm die Einweihung der Weisheit meines Lichtes an.
Die ganze göttliche Synchronizität hat für dich
auf diesen Moment hingearbeitet.
Jetzt ist er da.
Spüre es. Lass es zu.
Zeit spielt keine Rolle mehr.
Geduld brauchst du nur, um zu erkennen,
nicht um zu warten.
Erkenne dich selbst.

Es fühlt sich so schön an, mit der göttlichen Synchronizität in Einklang zu sein und zu vertrauen, dass alles zum richtigen Zeitpunkt geschieht. Du hast Erzengel Jophiels Ruf erhört und bist jetzt für sein „Neues Wissen“ bereit. Nimm nun die Einweihung der Weisheit seines Lichtes an.

Aufgabenbereiche von Erzengel Jophiel
Göttliche Synchronizität, Weisheit, Erleuchtung, Geduld, Selbstverwirklichung, Feng Shui, Schönheit, Harmonie, Entwicklung, Klarheit, Überwindung von Widerständen, Eingebung, Intuition, Pionierarbeit, Lebensziele, Neues Wissen und Kreativität.

Jophiel unterstützt Menschen, die sich dazu berufen fühlen, als Pioniere neues Gebiet zu erschließen, indem er ihnen das dazugehörige Wissen vermittelt. In Momenten, in denen diese sich entmutigt fühlen und aufgeben möchten, schenkt er ihnen Geduld und Weisheit, sodass sie ihr Projekt weiterführen können.

Bei Entdeckungen, Erfindungen und wissenschaftlichen Arbeiten sorgt er für kreative, analytische und effektive Ideen. Er gibt Antworten auf scheinbar unlösbare Probleme. Unter den Engeln ist er für die göttliche Synchronizität zuständig. Das bedeutet, dass alles im Universum miteinander verbunden ist und in Einklang steht. Fast jeder „Zufall" ist eine göttliche Synchronizität, die Erzengel Jophiel herbeiführt, damit wir die darin enthaltene Botschaft erkennen.

Synchronizität ist auch das Wissen darum, dass alles, was wir brauchen, immer zur richtigen Zeit kommt. Alle Informationen sind allgegenwärtig präsent. Lernen wir, mit der Synchronizität in Resonanz zu gehen, verbinden wir uns mit dem Netzwerk der Genialität. Alles, was wir brauchen, existiert bereits und ist verfügbar – es bedarf lediglich der Verbindung mit Erzengel Jophiel und seiner Synchronisationsspirale. Mit seiner Hilfe können wir Synchronizität beeinflussen und bestimmte Begegnungen und

Ereignisse herbeiführen, denn wir selbst wissen meist nicht, welche Zeiten, Menschen, Worte oder Orte wir aussuchen sollen, um die gewünschten Resultate zu erreichen. Durch die Synchronizität hilft er auch, Freundschaften auf der gleichen spirituellen Reifestufe zu bilden, um sich gegenseitig zu bereichern.

Geht es um das Aneignen von neuem Wissen, ist er der Experte. Beim Lernen fördert er die Konzentrationsfähigkeit und das Erinnerungsvermögen.

Zudem hilft er uns, Widerstände zu überwinden und zu unterscheiden, was für unsere Entwicklung förderlich oder hinderlich ist.

Gleichzeitig hat Jophiel einen ausgeprägten Sinn für Kunst und Schönheit und bringt beides in unser Leben. Man nennt ihn auch den „Feng Shui Engel", denn durch seinen Sinn für Harmonie hilft er uns, in allen Räumen eine angenehme Atmosphäre zu schaffen.

Die Spiralen von Erzengel Jophiel

Farbe: Gelbgold

Seine Spiralen können unter anderem in folgenden Situationen eingesetzt werden:

- Verbindung mit göttlicher Synchronizität
- Unterstützung bei der Umsetzung neuer Projekte
- Entschlüsselung von Symbolen und mystischen Schriften
- Intensives geistiges und spirituelles Wachstum

- Förderung der Kreativität
- Lehrmaterie lernen und Prüfungen bestehen
- Unterstützung beim Lernen und Lehren
- Eingebung und Intuition
- Weisheit und Geduld erlangen
- Das Schöne im Leben erkennen und genießen
- Feng Shui
- Aneignen neuer Fähigkeiten
- Widerstände überwinden
- Selbstverwirklichung
- Unterscheidung von Wahrheit und Lüge
- Bildung von Freundschaften auf spiritueller Ebene
- Unterstützung von Erfindungen und Entdeckungen zum Wohle der Menschheit
- Selbstzweifel und Mutlosigkeit
- Hilfe bei Ignoranz durch Unerfahrenheit
- Antwort bei scheinbar unlösbaren Problemen
- Lösung von Blockaden im Kronen- und Solarplexus-Chakra

Erzengel Zadkiel

Der Name Zadkiel bedeutet „Wohlwollen Gottes“. Er ist der Engel der Transformation, Barmherzigkeit und Güte und wird auch Engel der Erinnerung genannt. Er ist der

Hüter des 7. Strahls, des violetten Lichtes – violett ist die Farbe der Transformation, Veränderung und Verwandlung.

Mit der reinigenden Energie des violetten Strahls erlöst er uns von Ballast, den wir aus der Vergangenheit mit uns tragen. Er hilft uns, uns selbst und anderen zu vergeben.

Channeling mit Erzengel Zadkiel

Dreh dich um.
Schau in die andere Richtung.
Zur schönen Seite des Lebens.
Wie eine Münze hat alles zwei Seiten.
Dreh die Münze um.
Schau auf die Schönheit, auf das Unvergängliche, auf das, was noch niemand gesehen hat.
Dadurch wirst du es ins Leben rufen.
Denn es lebt nur das, was du leben lässt.
Frag dich, als Regisseur deines Lebens, wieso hast du dich für dieses Drehbuch entschlossen?
Für diese Rolle.
Niemand will diese Vorstellung mehr sehen.
Es ist an der Zeit etwas Neues zu inszenieren, in dem du die Hauptrolle spielst
Und du die Hauptdarsteller aussuchst.
Frage dich, wenn du Gott zu deinem Co Regisseur machst, welches Stück würde er für dich aussuchen und welche Rolle?
Wer willst du sein?
Du hast die Wahl!

Folgender Satz hat mich sehr beeindruckt:
„...auf das, was noch niemand gesehen hat. Dadurch wirst du es ins Leben rufen.“
Erzengel Zadkiel fordert dich auf, etwas „Neues“ zu entdecken und es ins Leben zu rufen. Ich freue mich auf deine neue Entdeckung.

Die Aufgabenbereiche von Erzengel Zadkiel
Transformation und Umstrukturierung unseres Lebens; Güte, Barmherzigkeit, Vergebung, Toleranz, Mitgefühl, Freiheit; Überwindung von Trauer, Schmerz und Traumata; Auflösung unserer Schattenseiten und Bereinigung von Karma.

Erzengel Zadkiel hilft uns, traumatische Ereignisse zu verarbeiten, insbesondere Situationen und Veränderungen in unserem Leben, die uns aus dem Gleichgewicht bringen. Dies können Scheidungen, Trennungen, Verlust des Arbeitsplatzes, finanzieller Ruin, Todesfälle oder Wohnortwechsel sein.

Ein starkes Trio bildet er mit Erzengel Michael und Metatron. Zusammen bringen sie irdische und göttliche Gerechtigkeit in Einklang.

Sie helfen uns bei der Bereinigung des Karmas, wenn wir bereit sind, unsere Fehler einzusehen und aus ihnen zu lernen. Michael verbrennt die karmischen Bände durch sein Feuerschwert und lässt sie zu Asche werden, während Zadkiel sie in neue Energie transformiert.

Mit Hilfe von Erzengel Metatron wird das negative

Karma aus der Akasha Chronik gelöscht, sodass es keinen Einfluss mehr auf unser Leben hat. Dadurch gewinnen wir wieder Gnade, Vergebung, Kraft und Vertrauen in eine neue Zukunft.

Die Spiralen von Erzengel Zadkiel
Farbe: Violett

Seine Spiralen können unter anderem in folgenden Situationen eingesetzt werden:

- Transformation aller negativen Energien in positive (Gedanken, Gefühle, Taten)
- Uns selbst und anderen vergeben
- Neuanfang nach Auflösung des Karmas
- Erkennen und transformieren unserer Schattenseiten
- Überwindung von Versagensängsten
- Neuer Mut nach Niederlagen
- Überwindung von Trauer, Schmerz und Traumata
- Umwandlung negativer Zustände und Begrenzungen
- Transformation von negativem Karma
- Auflösung von Gruppen- und Massenkarma
- Heilung der Wunden aus vergangenen Leben
- Transformation des alten Bewusstseins in ein neues
- Befreiung von Abhängigkeiten in Beziehungen

- Irdische und göttliche Gerechtigkeit in Einklang bringen
- Heilung des Gedächtnisses und Stärkung des Erinnerungsvermögens
- Lösung von Blockaden aus dem Wurzel- und Kronen-Chakra

Erzengel Metatron

Dieser besondere Erzengel, dessen Name nicht, wie die der anderen Erzengel, auf *-el* endet, wird als „Engelsfürst“ oder „König der Engel“ bezeichnet. Da er dem Engelschor „Seraphim“ angehört, besitzt er die höchste Schwingung unter den Erzengeln. Deswegen zählt er in manchen Systemen auch nicht zu den Erzengeln. Metatron bedeutet „dem Thron nahestehend“, also der Quelle am nächsten.

Man sagt, dass Metatron früher ein Mensch war, genauer gesagt der Prophet Enoch. Deswegen nennt man ihn auch den Vermittler zwischen Himmel und Erde. Sein Zwillingsbruder ist Erzengel Sandalphon, der ebenfalls als Mensch inkarniert war, als der Prophet Elias.

Channeling mit Erzengel Metatron

Ich kenne dich.
Besser als du dich selbst.
Es gibt keine Sünde.
Es gibt nichts, was Gott dir nicht verzeihen kann.
Deswegen höre auf, dich zu bestrafen.
Was passiert ist, ist passiert.
Du kannst es nicht rückgängig machen.
Lass dich nicht von deinen Schuldgefühlen zerreißen.
Es hilft nicht, an der Vergangenheit festzuhalten
und im Dunkeln zu verweilen.
Ich werde alles löschen.
Komm endlich ins Licht.
Alles ist vorbei, wenn du es vorbei sein lässt.
Ich kenne Dich.
Ich sehe dich, wie du wirklich bist.
Du bist ein Teil Gottes!

Ein Satz klang noch lange in mir nach:
„Alles ist vorbei, wenn du es vorbei sein lässt!"
Wie weise, denn nichts kann vorbei sein, wenn du es nicht loslässt. Nichts Neues kann kommen, wenn du am Alten festhältst. Werde dir bewusst, du bist ein Teil Gottes und kannst jederzeit eine neue Realität erschaffen.

Aufgabenbereiche von Erzengel Metatron

Wegweiser bei Ziel- und Orientierungslosigkeit, Lebensplan erfassen und neu gestalten, Akasha Chronik lesen und schreiben, Spiritualität, Bewusstheitserweiterung, Weisheit, Erkenntnis um das Wissen der Einheit, Verbindung mit der Quelle.

Erzengel Metatron arbeitet eng mit Michael zusammen, um das Karma von Menschen und Nationen aufzulösen. Beide sind sehr mächtige Engel, deren Kraft gleichzusetzen ist, nur dass ihre Energien ganz unterschiedlicher Art sind.

Man nennt Metatron auch „Augen und Schreiber Gottes“, da ihm die wichtige Aufgabe übertragen wurde, die Akasha Chronik (universelles Gedächtnis) zu lesen und zu schreiben. Dadurch kennt er alle Seelen sowie deren Karma und jetzigen Lebenspläne. Er ist der ideale Berater und dient als Wegweiser, wenn wir in unserem Leben vor einer wichtigen Entscheidung stehen.

Er hat Zutritt zum „Raum der unbegrenzten Möglichkeiten“. Sind wir ziel- und orientierungslos, hilft er uns, ein neues Bewusstsein zu erlangen, damit wir durch den „freien Willen“ unseren Lebensplan neu gestalten können. Diesen erfasst Metatron dann in der Akasha Chronik, sodass er manifestiert werden kann.

Er lehrt uns das Wissen der Einheit: Wir sind alle Eins, mit der Quelle und miteinander verbunden. Dadurch können wir nie wirklich voneinander getrennt werden (*siehe Wissenswertes, Phänomen Quantenverschränkung*).

Durch diese Erkenntnis der Verbundenheit werden Trennungsschmerzen, unheilbare Krankheiten und schwere Verluste anders wahhrgenommen. Wir wissen dann, dass „wir uns wieder treffen“ und „nichts verloren geht“ und können so leichter wieder Freude am Leben erfahren. Letztlich liegt in dieser Verbindung die Erkenntnis der Unsterblichkeit.

Die Spiralen von Erzengel Metatron
Farbe: Rubinrot mit Gold

Seine Spiralen können unter anderem in folgenden Situationen eingesetzt werden:

- Akasha Chronik lesen und verändern
- Veränderung von Karma zu Dharma
- Seelen- und Lebensplan erkennen
- Höheres Bewusstsein
- Verbindung mit der göttlichen Quelle
- Standhaftigkeit im Leben erreichen
- Stärkung der Persönlichkeit und Individualität
- Klärung von Gewissensfragen
- Neue Wege und Möglichkeiten erkennen
- Ausgleich von Gemütsschwankungen
- Kraft zurückgewinnen nach Schockzuständen und Traumata
- Aufarbeitung der Vergangenheit
- Wegweiser in neuen Situationen
- Trennungsschmerzen lindern
- Überwindung von Verlustängsten
- Lösung von Blockaden aus dem Kronen- und Seelen-Chakra

Erzengel Sandalphon

Sein Name bedeutet „Hüter des Wachstums", weil er eine sehr enge Verbindung zur Erde hat und für das Wachstum auf dieser zuständig ist. Durch seine unendliche und bedingungslose Liebe zu Gott nennt man ihn auch „Engel des Heiligen Geistes". Er verkörpert die göttliche, materielle Formgebung und hilft uns, aus dem Seelenschlaf aufzuwachen, um die wahre Schönheit unserer eigenen Seele zu erkennen. Erzengel Sandalphon und Metatron gehören zu den wenigen Engeln, deren Namen nicht auf *-el* enden. Sie gelten als Zwillingsseelen. In seinem Erdenleben war Sandalphon als Prophet Elias bekannt.

Channeling mit Erzengel Sandalphon

Wen suchst du?
Außerhalb von dir.
Du denkst dir fehlt etwas?
Nein!
Das ist nicht wahr!
Alles ist in dir.
Warum siehst du es nicht?
Wie soll das Leben dich sehen, wenn du dich nicht siehst.
Wie soll eine Zwillingsseele dich lieben, wenn du dich nicht liebst.
Wie soll sie dich als wertvolles Geschenk ansehen, wenn du dich wertlos fühlst.
Siehst du dich als Geschenk?
Erkennst du dich als eine Bereicherung an?
Nur wenn deine Antwort ja ist,
öffnen sich die Türen des Paradieses.

Ich hoffe, dieses Channeling hilft dir zu verstehen, dass alles bereits in dir ist. Erkenne an, wie wertvoll du bist.
Sage JA zu dir... und alle Türen werden sich öffnen.

Aufgabenbereiche von Erzengel Sandalphon

Heilung des inneren Kindes, Zwillingsseele finden, Gebete an Gott übermitteln, Traum- und Wunscherfüllung, Finanzen stabilisieren, Wachstum, bedingungslose und unendliche Liebe, Erdung, Verletzungen der Seele heilen.

Erzengel Sandalphon und Metatron lebten einst als Menschen auf der Erde. Durch ihre unendliche und bedingungslose Liebe zu Gott entwickelten sie ein außergewöhnliches spirituelles Bewusstsein. Gott befreite sie deshalb vom ewigen Kreislauf des Karmas und hob sie als Erzengel in den Himmel empor.

Durch die Erfahrung dieser besonderen Verbindung mit seiner Zwillingsseele Metatron, machte Sandalphon es sich zu seiner wichtigsten Aufgabe, Zwillingsseelen auf der Erde zusammenzuführen. Sind wir auf der Suche nach einem Partner, ist er derjenige, der uns dabei helfen kann, diesen in unser Leben zu bringen.

Eine weitere wichtige Aufgabe Sandalphons ist es, unsere Gebete und Wünsche unverfälscht und unmittelbar Gott zu übermitteln, sodass sie erhört werden und wir schneller Antworten bekommen.

Erzengel Sandalphon kann dabei helfen, die Körperpanzerungen, die durch verfestigte Angstgefühle entstehen, sowie sämtliche Mauern, die wir um unser Herz errichten, aufzulösen. Erlauben wir unserer emotionalen und sensiblen Seite, sich zu zeigen, ziehen wir wieder

Menschen an, die genau diese Eigenschaften widerspiegeln.

Durch seine bedingungslose und unendliche Liebe spendet er uns Trost, wenn wir traurig sind, insbesondere wenn unsere Traurigkeit mit ungelösten, emotionalen Traumata aus der Kindheit zu tun hat.

Er ist der Experte unter den Engeln, der uns hilft, unser „inneres Kind" zu heilen, damit wir wieder die kindlichen und unbekümmerten Aspekte unseres Seins leben können, also Fröhlichkeit, Begeisterung und Sorglosigkeit.

Die Spiralen von Erzengel Sandalphon
Farbe: Erdgrün mit Goldtönen

Seine Spiralen können unter anderem in folgenden Situationen eingesetzt werden:

- Zusammenführung von Zwillingsseelen
- Übermittlung von Gebeten an Gott
- Heilung des inneren Kindes
- Traum- und Wunscherfüllung
- Stabilisierung der Finanzen
- Aus dem Leben ein Meisterwerk machen
- Heilung von verwundeten Herzen
- Verbindung der irdischen und himmlischen Liebe
- Überwindung von Traurigkeit und Spenden von Trost
- Fülle auf der materiellen Ebene
- Beruhigung von aggressiven Tieren

- Erdung
- Lösung von Blockaden aus dem Wurzel-Chakra

Neunter Chor
Engel & Schutzengel

Sie sind die Lichtwesen, die die göttlichen Mysterien offenbaren. Die Engel der dritten Ordnung stehen der Menschheit am nächsten und haben am meisten mit menschlichen Angelegenheiten zu tun. Zu denen gehören auch die Naturengel, die die vier Elemente Wasser, Luft, Feuer und Erde steuern.

„Himmelsbote“ ist ein sehr treffender Name für Engel. Sie stellen den Kontakt zwischen Mensch und Himmel her, also mit Gott und den Engeln der höheren Engelssphären.

Mit unserem Schutzengel haben wir den engsten Kontakt von allen. Wie schon in Kapitel 3 erwähnt, ist er für uns etwas ganz Besonderes. Jeder kann sich mit seinem Schutzengel auf meditative Weise verbinden und eigene Erfahrungen sammeln.

Er arbeitet mit allen Spiralarten und Engeln zusammen und seine Möglichkeiten sind unbegrenzt, solange wir unserer Phantasie keine Grenzen setzen.

8

Die Engelquantenspiralen

Nun hast du einiges über Engel, das Quantenfeld und das Symbol Spirale erfahren. Es ist an der Zeit, tiefer einzutauchen, in die wunderbare Welt der Engelquantenspiralen.

Erinnerst du dich? Die Engel hatten mir die Spirale übermittelt und bei mir das erste Wunder bewirkt. Daraufhin nahmen sie mich auf eine faszinierende Entdeckungsreise mit.

Die Engel übermittelten mir:

- Engelquantenspiralen bestehen aus hochfrequenten Lichtenergien, die unterschiedliche Eigenschaften, Qualitäten und Farben haben und Träger bestimmter Informationen sind
- Jede Spiralart hat eine spezielle Lichtinformation mit einer bestimmten Wirkung auf uns und das Quantenfeld, die schnell Veränderungen in allen Bereichen erzielen kann
- Alle Erzengel und Engel verwenden alle Spiralarten und geben ihnen dadurch eine

zusätzliche, besondere Wirkungsweise
- Du kannst gleichzeitig mit mehreren Spiralarten und Engeln zusammenarbeiten

Die Engel zeigten mir 9 Spiralarten:

1. **Tornadospirale**
2. **Absorbierende Universalspirale**
3. **Runde Spirale**
4. **Fokusspirale**
   Empfangende Fokusspirale – linksdrehend
   Sendende Fokusspirale – rechtsdrehend
5. **Himmelsspirale**
6. **Feuerspirale**
7. **Besänftigungsspirale**
8. **Timeline-Spirale**
9. **Unendlichkeitsspirale**
10. **Multidimensionalspirale**

Da die Kommunikation mit den Engeln ein fortwährender Prozess ist, bin ich mir sicher, dass mit der Zeit weitere Spiralarten folgen werden.

1. Tornadospirale

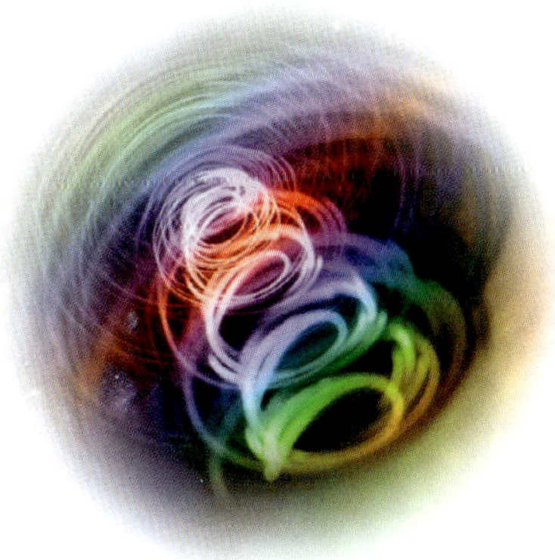

Das ist die Spirale, die mir die Engel beim „auslösenden Ereignis“ offenbarten *(siehe Kapitel: „Die große Offenbarung der Spirale“)*.

Sie durchdringt das Feld wie ein Tornado, transformiert es in Lichtgeschwindigkeit und bewirkt dort große Veränderungen.

Die Tornadospirale eignet sich besonders für festgefahrene und stagnierte Situationen. Mit ihrer starken, wirbelnden Energie dringt sie in das Feld der Situation ein und verwandelt sie so, dass sie wieder in den Fluss kommen kann. Wenn du diese Erfahrung machen möchtest, helfe ich dir gern, die wundervolle Energie und Wirkung der Tornadospirale zu spüren.

**Einstimmungsübung
mit der Tornadospirale deines Schutzengels**

Schließe deine Augen und atme ein paar Mal ruhig ein und aus. Verbinde dich mit dem Gedanken:
„Ich lebe in einem Universum unbegrenzter Möglichkeiten“.

Rufe deinen Schutzengel mit Worten, die dir zusagen, wie z.B.:
„Mein lieber Schutzengel, komm zu mir und hilf mir, dich zu spüren“.

Warte kurz und nimm dir Zeit, um zu beobachten was du spürst.
„Bitte verbinde mich jetzt mit dem Feld der unendlichen Möglichkeiten. Hilf mir, daran zu glauben, dass ich die Fähigkeit habe, eine neue Realität zu erschaffen.“

Überlege, welche Gefühle dir jetzt helfen könnten, mit diesem Feld in Resonanz zu gehen. Hierbei ist es wichtig zu wissen, dass du durch Gefühle wesentlich schneller etwas erreichen und in deinem Leben anziehen kannst, als nur durch Gedanken.

Gregg Braden hat das treffend in Worte gefasst:
„Das Gefühl ist das Gebet“[8]

Sage deinem Schutzengel:
„Bitte hilf mir, diese Gefühle nun zu spüren.“
Atme weiter ruhig ein und aus.
Wiederhole mehrmals in Worten die Gefühle, die du spüren möchtest:
Vertrauen …. Vertrauen ….

Sicherheit …. Sicherheit ….
Freiheit …. Freiheit ….
Liebe …. Liebe ….
Gelassenheit …. Gelassenheit ….
Harmonie …. Harmonie ….

Spüre, dass du mit Hilfe deines Schutzengels und deiner Gefühle tief in das Feld der unendlichen Möglichkeiten eintauchst.

Wiederhole ein paar Mal:
„Alles ist möglich …. Alles ist möglich…!!!"

Visualisiere eine Situation, die du gerne in deinem Leben verändern möchtest. Betrachte nun das Bild, das sich dir zeigt.

Bitte deinen Schutzengel mit seiner Tornadospirale auf dieses Bild zu wirken und dir zu helfen, diese Situation zu transformieren.

Beobachte, wie sich das Bild verändert. Bitte ihn solange mit seiner Spirale auf die Situation einzuwirken, bis du mit der neuen Vision bzw. dem neuen Bild zufrieden bist.

Stell dir vor, wie die Spirale das Bild lebendiger und strahlender macht. Welche Farbe(n) hat die Spirale?

Beobachte aufmerksam das Bild deiner Vision. Wie fühlst du dich dabei? Spürst du eine Veränderung in dir?

Bleibe in diesem Zustand solange du möchtest.

Wenn du dann soweit bist und bevor du deine Augen öffnest, bedanke dich bei deinem Schutzengel.

Achte die nächsten Tage auf alle Zeichen und Signale, die er dir in Bezug auf die Manifestation deiner Vision schickt.

Übung mit der Tornadospirale eines Erzengels

Beispiel: Angenommen, an deinem Arbeitsplatz gibt es oft Unstimmigkeiten unter den Kollegen. Das schafft ein negatives Arbeitsklima, sodass du keine Lust mehr hast, zur Arbeit zu gehen.

Ausführung: Schließe deine Augen und atme ein paar Mal ruhig ein und aus. Visualisiere die Situation an deinem Arbeitsplatz und spür in dich hinein, welche Gefühle in dir aufkommen.

Bitte denke daran, dass du als Erstes immer deinen Schutzengel rufst.

Dann rufe den oder die Engel, mit denen du gern zusammenarbeiten möchtest. Zum Beispiel Erzengel Zadkiel, den Profi in puncto Transformation.

„Erzengel Zadkiel, bitte schicke deine violette Tornadospirale an meinen Arbeitsplatz und transformiere ihn in ein harmonisches Feld der Zusammenarbeit. Lass zwischen uns Kollegen Gefühle des Wohlwollens und des Verständnisses walten."

Beobachte, wie sich das Bild und deine Gefühle verändern und warte so lange, bis sich diese zu deiner Zufriedenheit transformiert haben. Dann bedanke dich bei Erzengel Zadkiel und deinem Schutzengel für ihre Hilfe.

Wiederhole diese Übung, bis du das gewünschte Ergebnis erreicht hast.

Offenes Herz – Volle Praxis

Ich befand mich in einer festgefahrenen Situation. Meine Praxis für Physiotherapie lief nicht gut, ich hatte weder genug Klienten, noch waren diese mit meiner Arbeit zufrieden. Zu meinem Glück schenkte mir meine beste Freundin das Buch „Die Methode der Wunder“. Ich machte sofort die Übung mit der Tornadospirale. Ich bat meinen Schutzengel, mir ein Bild von meiner jetzigen Situation aufzuzeigen.

Zuerst sah ich meinen Oberkörper, dann fiel meine Aufmerksamkeit auf mein drittes Auge und mein Herzchakra. Ich spürte regelrecht die Blockaden und projizierte die Tornadospirale auf beide Chakren und spürte, dass sich etwas in Bewegung setzte. Am Anfang sah ich völlig verwirrte Bilder, doch langsam wurden sie immer klarer. Ich sah, wie meine Praxis wieder voll mit Menschen war. Ich hörte sogar, wie ich ihnen den Rat gab: „Öffne dein Herz, tu was du tust mit Liebe.“ Da wurde mir bewusst, was ich zu tun hatte. Ich sollte mit meiner Arbeit und meinen Kunden liebevoller umgehen. Seit diesem Tag rufe ich bei jeder Behandlung den Schutzengel des jeweiligen Klienten und setzte auch verschiedene Spiralen ein. Nach ca. eineinhalb Monaten boomte es in meiner Praxis.

Marianna V.

2. Absorbierende Universalspirale

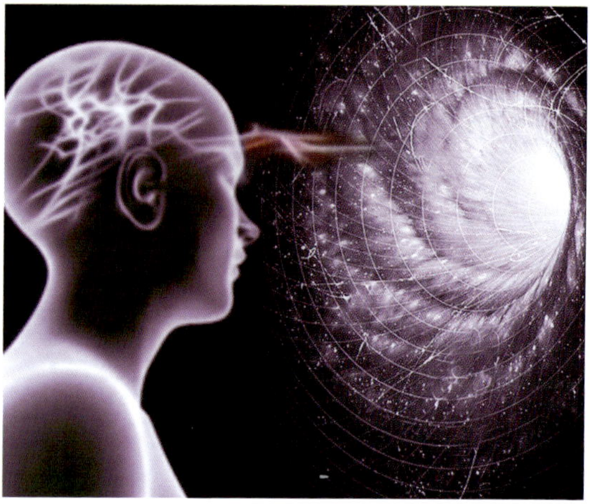

Diese Spirale wurde mir an einem Tag übermittelt, als ich eine „Überflutung" von Gedanken und Gefühlen hatte und etwas aus meinem Gleichgewicht geriet. Als ich die Engel um Hilfe bat, sagten sie mir, dass es eine der wichtigsten Sachen ist, täglich Gedanken- und Gefühlshygiene zu praktizieren und alles abzugeben, was uns aus dem Gleichgewicht bringt.

Ich schloss meine Augen und vor mir erschien eine mächtige Spirale mit einem starken Sog. Ich begriff sofort, was zu tun war und fing an, alle meine Gedanken und Gefühle an diese Spirale abzugeben. Die Erleichterung, die ich währenddessen spürte, war unbeschreiblich.

Die Engel wiesen mich darauf hin, dass diese außergewöhnliche Spirale, nicht nur uns persönlich hilft, sondern dem Wohl aller Menschen dient. Um ihren wahren Wert zu betonen, möchte ich dich an das Quantenfeld *(Kapitel 6)* erinnern. Dieses Feld speichert alles, vergisst nichts, verbindet uns alle miteinander und beeinflusst uns.

Hast du schon einmal darauf geachtet, wie du dich fühlst, wenn du dich an Orten wie Krankenhäusern, Polizeistationen oder Gerichtssälen befindest? Die meisten Menschen fühlen sich dort eher ängstlich, traurig, kränklich und energetisch ausgelaugt. Wie ist es hingegen auf Kinderspielplätzen, in Tanzschulen und Kraftorten? Dort spürt man eine ganz andere Energie, die eher fröhlich, leicht und energetisch aufbauend ist.

Das kommt daher, dass Menschen überall ihre energetischen Abdrücke hinterlassen, die dann von anderen über ihr Energiefeld aufgenommen und weitergetragen werden.

Die absorbierende Universalspirale dient als „energetischer Mülleimer". Ihre weite Öffnung liegt direkt vor dir und ihr Ausgang endet im Universum. Hier kannst du alle negativen Gefühle, Gedanken, Glaubenssätze, Situationen sowie unangenehme Körpergefühle und Symptome abgeben.

Das Besondere an dieser Spirale ist, dass sie Energien nicht nur absorbiert, sondern durch die Engelsenergien transformiert. Das bedeutet, dass negative energetische Abdrücke dadurch nicht im Feld bleiben und somit niemandem schaden.

Wendest du diese Spirale an, so ist das ein Zeichen dafür, dass du dein höheres Bewusstsein erreicht hast – und nicht dein EGO überwiegt. Denn du gibst deine Wut und ähnliche negative Gefühle in die Spirale und projizierst diese nicht auf andere Personen. Dadurch bewirkst du ein positives Karma, dessen Auswirkungen du bald spüren wirst.

Die absorbierende Universalspirale eignet sich für alle Energieheilmethoden, in Einzel- ebenso wie in Gruppentherapien. Sie absorbiert und transformiert alle negativen Energien, die von den Menschen währenddessen freigesetzt werden und verwandelt sie in lichtvolle Energien.

Bei Heilsitzungen kannst du Erzengel Raphael bitten, eine absorbierende Universalspirale im Raum aufzubauen, um während der Sitzung krankmachende und schwächende Energien von Teilnehmern zu absorbieren und zu transformieren.

Diese Spirale ist ein kraftvolles Werkzeug, das uns hilft, nicht nur unser Bewusstsein zu verändern, sondern auch das kollektive Unbewusste.

Übung mit der absorbierenden Universalspirale

Beispiel: Du bist wütend auf deinen Partner und dieses Gefühl erlaubt dir nicht, euren gemeinsamen Abend zu genießen.

Ausführung: Schließe deine Augen und atme ein paar Mal ruhig ein und aus.

Dann rufe den oder die Engel, mit denen du gern zusammenarbeiten möchtest. Zum Beispiel den Erzengel der Weisheit, Jophiel, damit er dir hilft, deine negativen Emotionen abzugeben.
„Lieber Erzengel Jophiel, ich übergebe dir bewusst meine Wut, die mich daran hindert, in Harmonie und Ausgeglichenheit mit mir und meinem Partner zu sein“.

Stell dir die absorbierende Universalspirale in einer goldgelben Farbe vor.

Schicke mit jedem Ausatmen bewusst deine Wut und alle negativen Gefühle in die Spirale – dort werden sie absorbiert und im Feld in Weisheit und Licht umgewandelt.

Genieße den Prozess und bleibe solange mit geschlossenen Augen, bis du dich ausgeglichener fühlst und spürst, dass die Liebe wieder fließen kann.

Bedanke dich zum Schluss bei Erzengel Jophiel und deinem Schutzengel für ihre Hilfe.

Klare Gedanken – Kreative Ideen
Seitdem ich täglich meine Gedanken, Gefühle, ja sogar ganze Situationen durch die Absorbierende Universalspirale transformiere, hat sich mein Leben vollkommen verändert. Ich kann mich jetzt den wirklich wichtigen Themen meines Lebens widmen. Es ist erstaunlich, wie kreativ und einfallsreich ich geworden bin. Ein Erfolgserlebnis folgt dem anderen. Nie hätte ich mir träumen lassen, dass Veränderung so einfach sein kann.

Michael F.

3. Runde Spirale

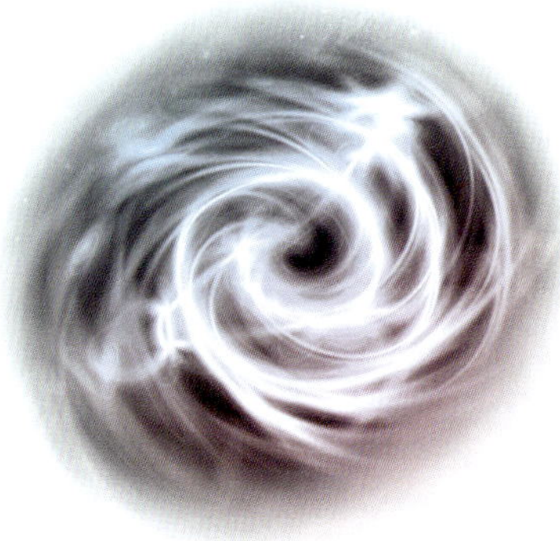

Als mir die runde Spirale übermittelt wurde, sagten mir die Engel, dass es ihre Aufgabe sei, „die Spreu vom Weizen zu trennen". Was war damit gemeint? Ich forschte nach und fand heraus, dass der Ursprung dieses Satzes in der Bibel liegt.

> *Mt 3,12 [Johannes der Täufer über Christus]: „Schon hält er die Schaufel in der Hand; er wird die Spreu vom Weizen trennen und den Weizen in seine Scheune bringen; die Spreu aber wird er in nie erlöschendem Feuer verbrennen."*

Das half mir, die Wirkungsweise dieser Spirale zu verstehen:

Es geht darum, den Menschen von allem Negativen zu befreien, das Gute vom Schlechten und das Nützliche vom Unnützen zu trennen. Darüber hinaus hilft uns diese Spirale, uns bewusst zu werden, was sich in unserem Unterbewusstsein befindet und uns blockiert.

Was kann dieses Negative in unserem Unterbewusstsein sein? Überzeugungen und Gedanken, einschränkende Glaubensmuster, Schmerzmuster, Anpassungsschemata, negative Überlebensmuster, traumatische Erfahrungen u.ä.

Während all diese Elemente mit Hilfe der runden Spirale an die Oberfläche kommen, können wir uns von ihnen befreien, indem wir sie der absorbierenden Universalspirale übergeben, um ohne Hindernisse in unserem Leben voranzuschreiten.

Die runde Spirale bleibt so lange im Feld, bis sie ihre Wirkung, Frequenz und Information in Bezug auf die Situation, die wir verändern wollen, erreicht hat. Dies kann von einigen Stunden bis zu mehreren Wochen dauern.

Diese Spirale ist für Situationen gedacht, die etwas mehr Zeit brauchen, um sich zu verändern, z.B. Bewusstseinsveränderung, Stabilisierung der finanziellen Situation, Selbstbewusstsein erlangen, Manifestation neuer Situationen, Klärung von Beziehungsthemen.

Übung mit der runden Spirale

Beispiel: Angenommen, du willst selbstsicherer werden. Um dies zu erreichen, ist es wichtig, mehrere innere Prozesse zu durchlaufen.

Ausführung: Schließe deine Augen und atme ein paar Mal ruhig ein und aus.

Dann rufe den oder die Engel, mit denen du gern zusammenarbeiten möchtest. Zum Beispiel Erzengel Haniel. Er hilft uns Selbstsicherheit zu erlangen und unsere Einzigartigkeit und Talente zu erkennen.

„Erzengel Haniel, bitte umhülle mich mit deiner türkisfarbenen, runden Spirale und hilf mir, mir meiner Einzigartigkeit bewusst zu werden und Selbstwert und Selbstsicherheit aufzubauen."

Bleibe solange du willst mit geschlossenen Augen, beobachte welche Bilder dir kommen und genieße den Prozess.

Bedanke dich bei Erzengel Haniel und deinem Schutzengel für ihre Hilfe.

Achte die nächsten Tage auf innerlichen Veränderungen und welche Gedanken, Gefühle oder Eingebungen zum Vorschein kommen.

Beobachte ebenfalls, was sich in deinem Umfeld verändert und wie dich deine Mitmenschen wahrnehmen. Es kann z.B. sein, dass man dir vermehrt ganz neue Komplimente macht.

Viel Kummer erspart
Ich hatte jemanden kennengelernt und freute mich darauf, mit ihm eine Beziehung einzugehen. Alles sah ich durch eine rosarote Brille und eigentlich wollte ich mir dieses Bild auch nicht zerstören lassen. Aber eine innere Stimme sagte mir, dass etwas nicht stimmte. So bat ich Erzengel Chamuel, seine Runde Spirale in das Feld dieser Beziehung einzusetzen, um Klarheit in dieser Situation zu bekommen.

Schon während dieser Übung hatte ich ein komisches Gefühl, das ich nicht richtig einordnen konnte. Wie im Buch beschrieben wird, achtete ich in den folgenden Tagen auf besondere Zeichen. Als ich dann zufällig nach einer Woche in ein Kaffee ging, sah ich ihn mit einer anderen Frau. So erfuhr ich schließlich, dass er verheiratet war. Ich gebe zu, dass es mich sehr traurig stimmte, doch letztendlich ersparte es mir großen Kummer.

Elena K.

4. Fokusspirale

Mit dieser Spirale lässt sich ein Thema bearbeiten, auf das du dich fokussieren möchtest. Ihre schmale Öffnung liegt direkt vor deinem dritten Auge, die weite Öffnung zeigt in Richtung Universum.

Es gibt sie in zwei unterschiedlichen Formen:
Als empfangende und als sendende Fokusspirale.

Welche der beiden du einsetzt, hängt davon ab, ob du Informationen aus dem Quantenfeld empfangen oder in dieses senden willst.

Empfangende Fokusspirale – linksdrehend

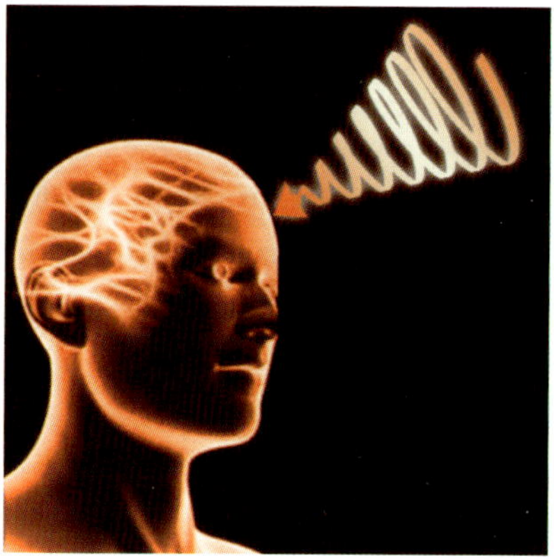

Diese Spirale dreht sich gegen den Uhrzeigersinn, ist also linksdrehend. Sie zieht alle Informationen aus dem Quantenfeld, die wichtig für eine Lösung, eine Idee oder eine Inspiration sind.

Übung mit der empfangenden Fokusspirale

Beispiel: Du malst gern und möchtest eine Eingebung für ein Bild bekommen.

Ausführung: Schließe deine Augen und atme ein paar Mal ruhig ein und aus.

Dann rufe den oder die Engel, mit denen du gern zusammenarbeiten möchtest. Jeder Engel kann dich hier inspirieren, es kommt nur auf die Energie an, die du benötigst.

Angenommen, du willst ein Liebespaar malen: Der Experte für Liebesbeziehungen, Inspiration und Schönheit ist Erzengel Chamuel.

„Lieber Erzengel Chamuel, bitte inspiriere mich und schenke mir eine Eingebung für dieses Bild".

Stell dir jetzt eine zartrosa Spirale vor, deren weite Öffnung zum Universum und die schmale auf deine Stirn gerichtet ist. Erzengel Chamuel schickt dir durch die linksdrehende Fokusspirale Informationen aus dem Feld direkt in dein drittes Auge.

Bleibe ruhig und beobachte alles, was du wahrnimmst.

Nachdem du die Eingebung bekommen hast, bedanke dich bei Erzengel Chamuel und deinem Schutzengel für ihre Hilfe.

Himmlische Rezepte

Ich setze diese Spirale immer ein, wenn ich eine Inspiration für ein neues Rezept brauche. Ich bin Konditor und spezialisiere mich auf Torten für verschiedene Anlässe. Meine Stammkunden erwarten natürlich immer wieder geschmackliche und optische „Neuerungen" von mir. Die Übung mit der Fokusspirale ist für mich zum Ritual geworden. Ich rufe Erzengel Uriel, den Spezialisten für gute Ideen, und sage ihm, für welchen Anlass ich eine Torte brauche. Schon nach wenigen Minuten sehe ich vor meinem inneren Auge, wie die Torte aussehen und welche Zutaten ich benutzen soll. Meine Kunden fragen mich immer wieder in letzter Zeit, was ich denn verändert habe, dass meine Torten jetzt so besonders gut schmecken. Einmal sagte mir sogar eine Kundin, „deine Torten schmecken wirklich himmlisch". Ich schaute nach oben und lächelte.

Konstantin B.

Sendende Fokusspirale – rechtsdrehend

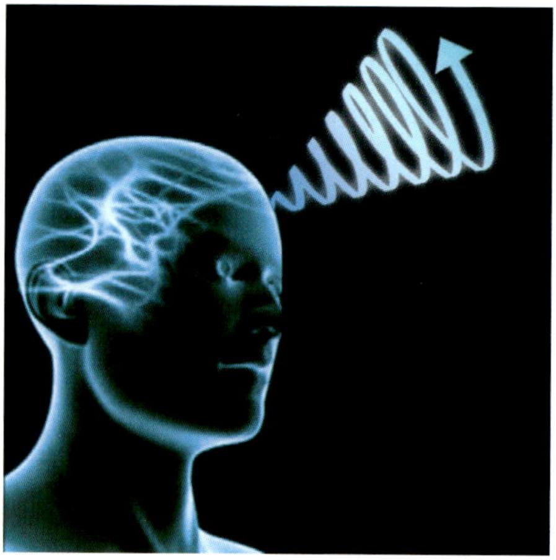

Mit dieser Spirale sendest du Informationen, bzw. Einzelheiten zu einem Thema, dass du manifestieren willst, bewusst in das Quantenfeld.

Auch bei ihr befindet sich die schmale Öffnung direkt vor deinem dritten Auge, während die weite Öffnung in Richtung Universum zeigt. Allerdings dreht sich die sendende Fokusspirale im Uhrzeigersinn, ist also rechtsdrehend.

Die rechtsdrehende Fokusspirale eignet sich insbesondere, um eine Vision oder einen Wunsch zu manifestieren. Du kannst sicher sein, was immer du über diesen

Vorgang manifestierst, wird auf bestmögliche Weise und zu idealen Bedingungen gelöst.

Da hierbei die Details wichtig sind, schlage ich vor, dass du dich in Ruhe hinsetzt und dir im Einzelnen aufschreibst, was du dir wünschst, bevor du mit der Übung beginnst.

Übung mit der sendenden Fokusspirale

Beispiel: Du möchtest umziehen und suchst ein neues Zuhause. Kläre im Vorfeld folgende Fragen:

- In welchem Stadtteil sollte es sich befinden?
- Soll es eine ruhige Gegend sein?
- Möchtest du ein Haus oder eine Wohnung mieten?
- Wie viele Quadratmeter soll es haben?
- Soll es hell und mit großen Fenstern sein?
- Bevorzugst du ein neues Gebäude?
- Möchtest du einen Balkon oder einen Garten?
- Wie soll der Grundriss sein?
- Wie hoch darf die Miete sein?
- Was für ein Mensch sollte dein Vermieter sein?
- Was für Nachbarn möchtest du haben?

Ausführung: Schließe deine Augen und atme ein paar Mal ruhig ein und aus.

Dann rufe den oder die Engel, mit denen du gern zusammenarbeiten möchtest. Für Manifestationen ist Erzengel

Uriel genau der Richtige. Stell dir seine orange- und purpurrote, sendende Fokusspirale vor.

„Lieber Erzengel Uriel, bitte schicke alle folgenden Informationen ins Feld (hier listest du alle Einzelheiten auf, wie dein neues Zuhause sein soll wie z.B. Dreizimmerwohnung mit Terrasse, zentral gelegen, mit großen Fenstern etc.).
Und hilf mir meine Traumwohnung zu finden.“

Bleibe mit geschlossen Augen, solange wie du möchtest. Genieße den Vorgang. Beobachte alles, was du wahrnimmst.

Bedanke dich bei Erzengel Uriel und deinem Schutzengel für ihre Hilfe und achte in den nächsten Tagen auf die Zeichen, die du bekommst.

Wiederhole diesen Vorgang so oft wie du möchtest. Wichtig ist hierbei, dass du auch im klassischen Sinne aktiv wirst, um dein Ziel zu erreichen, also z.B. deine Freunde über deine Suche informierst oder Wohnungsanzeigen liest.

Endlich Glück mit Personal

Ich besitze eine Modeboutique und habe mal wieder nach einer Verkäuferin gesucht. Irgendwie schien ich, mit dem Personal nicht so richtig Glück zu haben. Als ich das Buch „Die Methode der Wunder“ las, dachte ich mir, „versuch doch mal, auf diese Weise eine gute Verkäuferin zu finden“. Ich setzte mich hin und schrieb alles auf, was mir wichtig war. Ich hatte davor nie gedacht, auf wie viele Einzelheiten ich achten musste, um die ideale Verkäuferin zu finden. Nachdem ich die Liste fertiggestellt hatte, machte ich die Übung drei Tage hintereinander.

Ich hatte am Schaufenster ein Schild angebracht, worauf „Verkäuferin gesucht" stand. Am vierten Tag kam eine nette junge Frau in mein Geschäft und sagte freundlich, dass sie sich um diese Stelle bewerben möchte. Sie hatte alle Qualifikationen die ich in meiner Liste aufgeführt hatte. Sie ist nun seit über neun Monaten bei mir angestellt und meine Kundinnen lieben sie, weil sie so hilfsbereit und zuvorkommend ist. Etwas Besseres hätte mir nicht passieren können.

Katja B.

5. Himmelsspirale

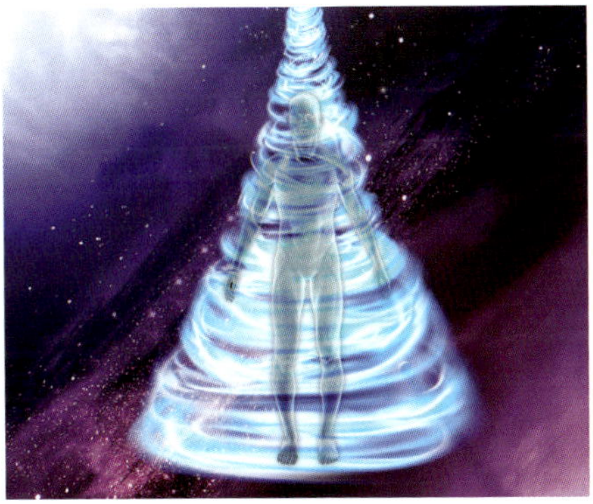

Die Himmelsspirale ist ein reiner Energie-Booster und versorgt dich und alle deine Energiekörper, bei regelmäßiger Anwendung, mit Engelsenergien, die du brauchst um in Balance zu kommen und diese zu halten *(siehe Kap 10, Die Energiekörper des Menschen)*. Sie fühlt sich wie eine Energiedusche an, die dich augenblicklich regeneriert, aktiviert und energetisch aufbaut und reinigt.

Übung mit der Himmelsspirale

Beispiel: Du bist unterwegs zu einem wichtigen Meeting, hast noch mehrere Kilometer vor dir und während du fährst, merkst du, wie die Müdigkeit hochkommt. *(Tipp: Fahre kurz auf einen Autobahnparkplatz, steig aus dem Auto aus und stell dich aufrecht hin).*

Ausführung: Schließe deine Augen und atme ein paar Mal ruhig ein und aus.

Dann rufe den oder die Engel, mit denen du gern zusammenarbeiten möchtest. Jeder Engel kann dir helfen, dich zu regenerieren und dich mit Energie versorgen, je nachdem, welche Energie du brauchst.

Erzengel Raphael unterstützt dich, deinen Körper zu regenerieren und Erzengel Gabriel hilft dir, dich auf das Meeting vorzubereiten und die richtigen Worte zu finden, um die anderen von deinen Ideen oder Ansichten zu begeistern.

Ruf nun die Engel und bitte sie um alle Energien, die du brauchst.

Stell dir vor, wie die Spirale vom Himmel kommt (wenn sie z.B. von zwei Engeln ist, wird sie mindestens zweifarbig sein).

Spüre, wie die Spirale dich umhüllt und deine müde Energie auflöst und dich mit frischer Energie und neuen Ideen auflädt.

Bedanke dich bei allen Engeln – und fahre frisch und munter weiter.

Gute Laune auf Bestellung
Die Himmelsspirale ist mein täglicher Begleiter und ich kann mir ein Leben ohne sie nicht mehr vorstellen. Ich wünsche mir morgens einfach, wie ich mich fühlen will, z.B. selbstsicher, willensstark, fröhlich, zuversichtlich, munter und leicht. Ich rufe dann die Engel und stelle mir vor, dass ich unter einer spiralförmigen Lichtdusche stehe und mir diese Energien zugeführt werden. Es ist kinderleicht und gleichzeitig so wirkungsvoll.

Sonja L.

Die 3 Himmelsspiralen der Vorbereitung

Diese drei Himmelsspiralen sollten vor jeder AQS Anwendung eingesetzt werden – ich empfehle dir zudem, sie täglich anzuwenden, um ihre Wirkung in deinem Feld zu verankern.

1. Die Neutralisationsspirale von Erzengel Gabriel und Michael

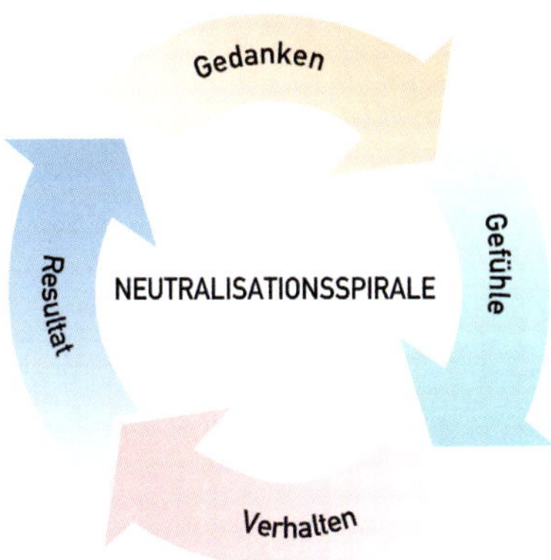

Mit dieser Spirale versetzen wir uns in einen Zustand der Neutralität. Hierbei ist es wesentlich, dass wir in unseren Gefühlen, Gedanken und Verhaltensweisen neutral und dem Resultat gegenüber absichtslos bleiben.

Das Ergebnis kann sich so zum höchsten Wohl entwickeln, ohne dass unser Ego interveniert.

- Rufe Erzengel Gabriel und Michael, um ihre Neutralisationsspirale zu empfangen.

2. Die Außersinnliche Wahrnehmungs-Spirale (ASW) von Melchizedek, Erzengel Raziel, Haniel und Ariel

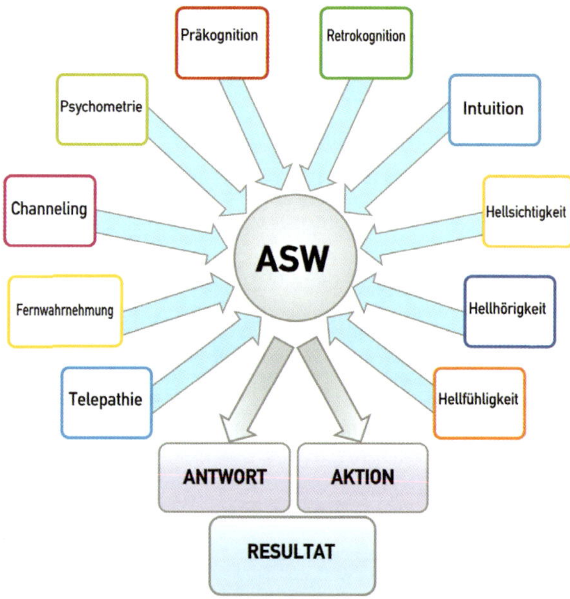

Die außersinnliche Wahrnehmung bezieht sich auf jedes Phänomen, bei dem jemand Informationen auf andere Weise als durch die fünf bekannten Sinne – Seh-, Tast-, Geruch-, Geschmack- und Hörsinn – erhält.

Diese Spirale stärkt unsere außersinnliche Wahrnehmung, zu der Phänomene gehören wie Telepathie, Fernwahrnehmung, Channeling, Psychometrie, Präkognition (Vorhersehung), Retrokognition, Intuition, Hellsichtigkeit, Hellhörigkeit, Hellfühligkeit, Hellriechigkeit, Gedankenlesen, Auralesen und außerkörperliche Erfahrungen.

Wenn ein Mensch seine außersinnliche Wahrnehmung entwickelt, erhöht er seine geistigen Fähigkeiten und ist anderen Menschen weit voraus. Er ist dann in der Lage, Informationen fast beliebig zu empfangen und zu senden und die Dinge zu beeinflussen, die ihm wichtig sind.

Sie ermöglicht ihm z.B. Wissen über vergangene, zukünftige oder aktuelle Ereignisse, das uns normalerweise nicht zugänglich ist. Jedoch werden Personen, die diese Fähigkeit haben, oftmals als merkwürdig angesehen – als ob die außersinnliche Wahrnehmung nicht etwas Natürliches wäre.

Die ASW Spirale ist das ideale Hilfsmittel, um diese angeborene Fähigkeit auszuüben und zu steigern.

- Rufe nun den Vater der Engel Melchizedek und die Erzengel Raziel, Haniel und Ariel, um ihre ASW-Spirale zu empfangen.

3. Die Synchronisationsspirale von Erzengel Jophiel

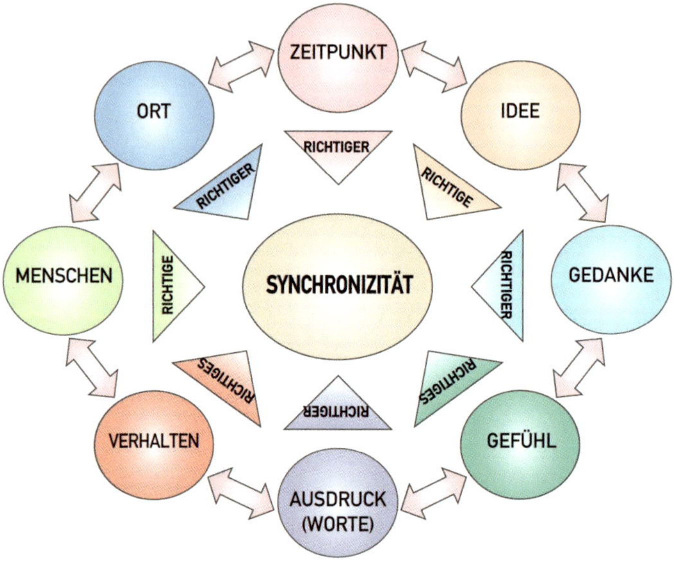

Die Synchronisationsspirale hilft uns, alles was wir brauchen, zum richtigen Zeitpunkt in unser Leben zu ziehen.
Alle Informationen sind allgegenwärtig präsent. Wenn wir lernen, mit der göttlichen Synchronizität in Resonanz zu gehen, verbinden wir uns mit dem Netzwerk der Genialität. Alles, was wir brauchen, existiert bereits und ist verfügbar – es bedarf lediglich der Verbindung mit der Synchronisationsspirale.

- Rufe nun Erzengel Jophiel, um seine Synchronisationsspirale zu empfangen.

Mein tägliches Engelsritual

Meine persönliche Erfahrung mit der AQS Methode ist folgende: Jeden Morgen nach dem Aufstehen verbinde ich mich mit den drei Vorbereitungsspiralen der „Neutralität", „Außersinnlichen Wahrnehmung" und „Göttlichen Synchronizität". An manchen Tagen verbinde ich mich auch mit anderen Engelquantenspiralen. Je nachdem, was ich in dem Moment jeweils brauche. Die Verbindung dauert nur ein paar Minuten.

Ich habe festgestellt, wie sehr mir die Spiralen helfen, Balance und Schutz in meinem täglichen Leben und in meinen Beziehungen zu finden. Aufgefallen ist mir das an Tagen, an denen ich mein morgendliches Ritual mit den Spiralen vergessen hatte.

Ein Beispiel möchte ich ganz besonders erwähnen. Ich arbeite beim Fernsehen. Das ist ein Bereich, in dem ich mit sehr vielen Menschen und deren unterschiedlichen Persönlichkeiten in Kontakt komme.

Die Engelquantenspiralen haben mir geholfen, Neutralität zu bewahren, meine Leistung zu verbessern, Konflikte mit einer inneren Ruhe zu überwinden und die Beziehung zu meinen Kollegen zu harmonisieren.

Diese innerliche Veränderung ist meinen Arbeitskollegen sehr positiv aufgefallen.

Antonios I.

6. Feuerspirale von Erzengel Michael

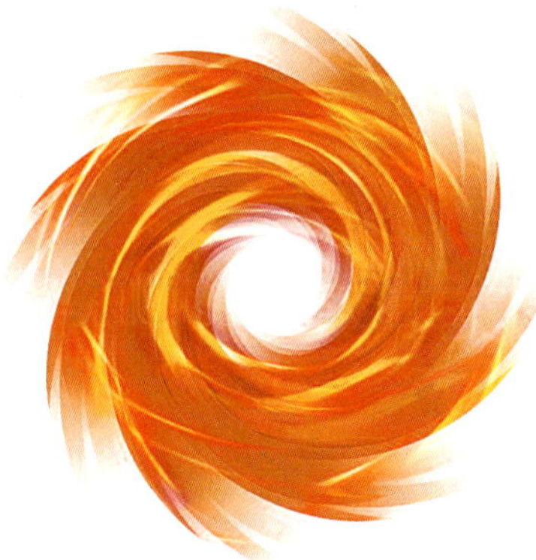

Diese Spirale hat die wichtige Funktion, negative Projektionen, wie z.B. negative Gedanken, Gefühle, Erwartungen, Vorstellungen oder Glaubenssätze, augenblicklich aufzulösen, bevor sie im Unterbewusstsein und Quantenfeld verankert werden.

Dies bewahrt dich vor einer „Selbsterfüllenden Prophezeiung" *(siehe Kap. Wissenswertes)*, die eine negative Realität erschafft. Voraussetzung ist natürlich, dass du dir deiner Projektionen bewusst wirst, bevor du die Feuerspirale einsetzt.
Die Feuerspirale kann mit oder ohne Adressat angewandt werden.

1. Feuerspirale mit Adressat (empfangende Person)

Beispiel: Du hast ein Vorstellungsgespräch für eine Stelle beim Personalchef, die du unbedingt haben möchtest.

Du bist sehr aufgeregt und folgende Gedanken kommen immer wieder in dir auf, wenn du an das Gespräch denkst:

Es werden sich bestimmt bessere Kandidaten bewerben.
Ich bekomme den Job ja sowieso nicht.
Der Chef wird etwas an mir auszusetzen haben.
Ich bin nicht intelligent genug.
Ich bin nicht qualifiziert genug etc.

Hinter diesen Gedanken verbergen sich natürlich Gefühle wie Angst, Unsicherheit, Entmutigung und Hoffnungslosigkeit.

Bedenke, dass du der Sender dieser Energien bist und diese direkt über das Quantenfeld beim Empfänger bzw. Personalchef ankommen, wenn sie nicht aufgehalten werden.

Bist du dir dessen bewusst, bitte Erzengel Michael, diese Projektionen umgehend mit seiner Feuerspirale aus dem Feld zu löschen.

Vorschlag: Überlege dir andere Informationen, die du stattdessen senden könntest, z.B.:

Ich bin sehr dankbar für diese Stelle.
Ich werde mein Bestes geben.
Ich bin qualifiziert.
Ich bin freundlich und hilfsbereit etc.

Wende dann direkt die „sendende Fokusspirale“ an, um diese Informationen zu senden.

2. Feuerspirale ohne Adressat

Beispiel: Du ärgerst dich und bist traurig, weil du nicht erfolgreich bist. In einem Selbstgespräch machst du dir Vorwürfe:

Ich habe einfach nicht das Zeug dazu erfolgreich zu sein.
Ich komm nicht gut bei den Menschen an, weil ich nicht sympathisch genug bin und keine besondere Ausstrahlung habe.
Ich kenne meine wirklichen Stärken nicht.
Mir fehlen die nötigen Kontakte, die mir weiterhelfen könnten.
Ich habe keine Überzeugungskraft.
Keiner glaubt an mich.
Um erfolgreich zu sein, braucht man viel Geld.

Hinter diesen Gedanken verbergen sich beispielsweise Selbstzweifel, Pessimismus, Entmutigung und ein niedriges Selbstwertgefühl.

Wenn du dir dessen bewusst wirst, bitte Erzengel Michael, mit seiner Feuerspirale umgehend diese Projektionen aus deinem Feld zu löschen, damit sie deinem Erfolg nicht mehr im Wege stehen.

Tunnelblick aufgelöst

Ich hatte die Angewohnheit, mich mit meinen Gedanken in Situationen hineinzusteigern und benahm mich natürlich dann auch so, als ob das die Wirklichkeit wäre. Seitdem ich die Feuerspirale einsetze, „verbrenne" ich regelrecht ganze Situationen aus meinem Kopf und spüre, wie sich mein Tunnelblick auflöst. Sie wirkt unmittelbar auf meine negativen Gedanken und löst sie auf. Mir ist bewusst geworden, dass ich den größten Teil meiner negativen Realität selbst erschaffen hatte. Welch große Freiheit spüre ich nun, da ich weiß, dass ich mich jederzeit von allem befreien kann.

Alexandros S.

7. Besänftigungsspirale von Erzengel Uriel und Ariel

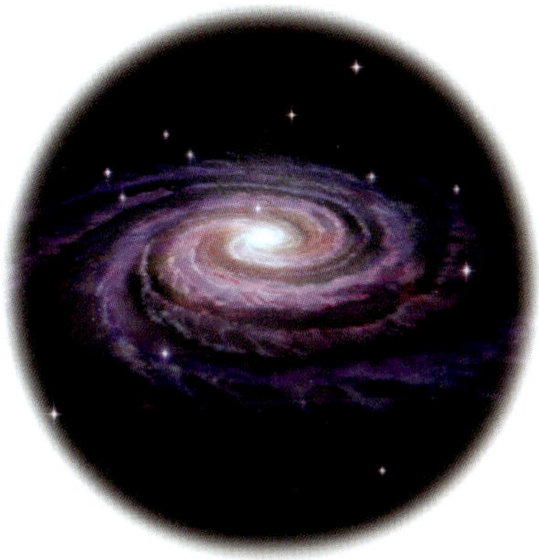

Diese Spirale ist ein wertvoller Helfer, um Situationen und extreme Wetterverhältnisse zu besänftigen. Ihre Aufgabe ist es, „aufgebrachte“ Energien zu bändigen und Struktur ins Chaos zu bringen. Sie kann nicht nur Naturkatastrophen abwenden, sondern auch lindern.

Anwendung bei Unwetter wie z.B.:
Sturm, Schneesturm, Hagel, Erdbeben, Tsunami, Wirbelsturm, Gewitter, Wolkenbruch, stürmische See etc.

Anwendung bei Einzelpersonen oder Gruppen wie z.B.:
große Unruhe, Nervosität, Lampenfieber, Schockzustände, Stress,

Prüfungsangst, Panik, Hektik, Anspannung, Verzweiflung, Ärger, Aufgebrachtheit, Erregung, Gereiztheit, Jähzorn, Tobsucht, Zorn, Groll, Ungehaltenheit, Rage etc.

Anwendung bei Situationen, die zu eskalieren drohen wie z.B.:
Streit, Wortgefecht, Schlägerei, Wutanfall etc.

Anwendung bei Tieren wie z.B.:
Unruhige, traumatisierte, bissige, wildgewordene oder aufgebrachte Tiere.

Übung mit der Besänftigungsspirale

Beispiel: Die junge Schauspielerin Lena steht vor ihrer ersten Theaterpremiere, hat Lampenfieber und bittet dich um Hilfe.

Ausführung: Schließe deine Augen und atme ein paar Mal ruhig ein und aus.

Rufe deinen Schutzengel mit den einfachen Worten:
„Lieber Schutzengel, bitte komm zu mir, beschütze und leite mich in meinem Vorhaben. Verbinde dich mit dem Schutzengel von Lena."

Nun rufe auch Erzengel Uriel und Ariel, damit sie ihr mit ihrer Besänftigungsspirale helfen, ihr Lampenfieber zu lindern. Visualisiere, wie die Spirale sie umhüllt und immer ruhiger wird. Bitte die Erzengel, die Energie ihrer Spirale während der gesamten Theaterpremiere aufrecht zu erhalten und bedanke dich bei allen Engeln.

Streit magisch gelöst

Ich saß an der Bushaltestelle und sah wie sich zwei Männer stritten. Der eine Mann war sogar fast soweit, handgreiflich zu werden. Da rief ich meinen Schutzengel und sagte ihm: „Lieber Schutzengel, bitte komm in Kontakt mit den Schutzengeln dieser zwei Menschen und mit Erzengel Uriel und Ariel."

Ich stellte mir vor, wie beide von der Besänftigungsspirale berührt werden. Ich beobachtete, wie sie sich langsam beruhigten, bis einer der Beiden sogar anfing zu lächeln und der Streit auf eine magische Weise aufhörte.

Beatrice S.

8. Timeline-Spirale von Erzengel Metatron

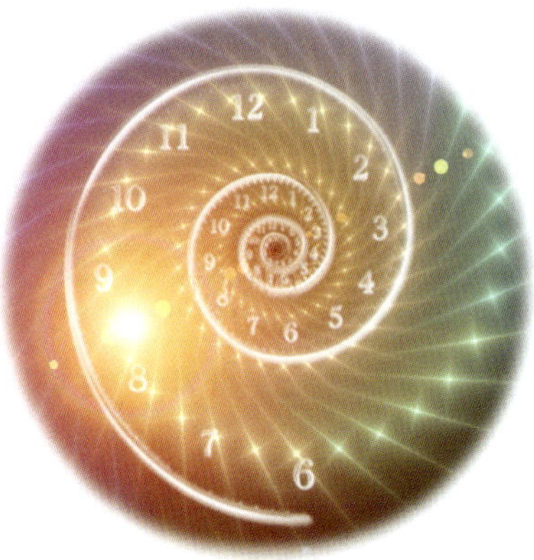

Die meisten unserer Probleme entstehen durch Gedanken und Gefühle, die mit schmerzhaften Erinnerungen und Traumata zusammenhängen. So wirkt die Vergangenheit ständig in unsere Gegenwart hinein.

Das Gefährliche daran: Wird der Schmerz aus der Vergangenheit nicht geheilt, beeinträchtigt er mit Sicherheit auch unsere Zukunft.

Die Timeline-Spirale bietet die Möglichkeit, die Energie von schmerzhaften Erinnerungen freizusetzen, die Disharmonie, Unglück und oft auch Krankheiten verursachen. *(Siehe Kap. Wissenswertes, 3. Quantenphänomen: „Zeit existiert nicht wirklich")*

Ganz gleich, in welcher Zeit du eine Veränderung im Quantenfeld bewirkst, findet diese gleichzeitig in der Vergangenheit, der Gegenwart und der Zukunft statt. Da deine Realität das Resultat verschiedener Geschehnisse der Vergangenheit oder deiner Projektionen in die Zukunft ist, kannst du mit der Timeline-Spirale in diese eingreifen und sie beeinflussen.
Das bedeutet, dass du in deine Vergangenheit gehen und dort all das verändern kannst, was deiner Meinung nach die Ursache für deine heutige Realität ist.

Du bist auch in der Lage, in die Zukunft zu gehen, um deine Projektionen aufzulösen, bevor sie sich verwirklichen.

Mit der Timeline-Spirale kannst du:

a) Korrekturen in der Vergangenheit vornehmen
b) Korrekturen in der Zukunft vornehmen

Die wahre Wirkung der Spirale besteht zum einen, aus dem Befreien von unangenehmen Situationen und Erinnerungen aus der Vergangenheit und zum anderen, aus in die Zukunft gerichteten Projektionen, die negative und erschütternde Gefühle wie Wut, Angst, Unzufriedenheit, Verzweiflung, Groll, Hass, Traurigkeit oder Enttäuschung verursachen.

Diese Spirale:

- ordnet
- korrigiert
- klärt
- transformiert
- bringt wesentliche Veränderungen
- hilft uns, die negativen Einflüsse der Vergangenheit auf unsere Gegenwart und Zukunft zu deaktivieren

Je stärker dir bewusst wird, dass dein Leben das Ergebnis deiner Gefühle, Gedanken, Überzeugungen und Erfahrungen ist, desto leichter wird es sein, deine Realität zu verändern.

Übung mit der Timeline-Spirale
Korrekturen in der Vergangenheit

Beispiel: Partnerschaft

Ausführung: Denke über das aktuelle Thema nach, das du bearbeiten willst.

Schließe deine Augen und atme ein paar Mal ruhig ein und aus.

Dann lade deinen Schutzengel ein.
„Mein lieber Schutzengel, bitte komm zu mir, begleite mich und hilf mir die Ursachen aus der Vergangenheit zu finden, die mich daran hindern meinen idealen Partner zu finden."

Erlaube deinem Schutzengel, dich auf eine Reise in die Vergangenheit mitzunehmen und lasse zu, dass alle Ereignisse, begrenzende Glaubensmuster, Gedanken und negativen Emotionen an die Oberfläche kommen, die dich im Zusammenhang mit dem Thema Partnerschaft beeinflussen.

Solche Gefühle oder Gedanken können z.B. schon in deiner frühen Kindheit entstanden sein, weil deine Eltern sich viel stritten, sodass du dir damals schwörtest: „Ich werde niemals zulassen, dass mir das passiert, lieber bleibe ich allein!"

Bist du dir dessen bewusst, rufe Erzengel Metatron und bitte ihn mit seiner Timeline-Spirale diesen Schwur aus der Akasha Chronik zu löschen. Überlege dir, was stattdessen in ihr gespeichert werden soll z.B.:

„Ich bin bereit, dass jetzt mein idealer Partner in mein Leben kommt. Ich weiß nun, dass es in einer Partnerschaft immer Meinungsverschiedenheiten geben kann, diese uns aber zu gegenseitigem Verständnis verhelfen und unsere Liebe stärken."

Bitte Erzengel Metatron auch alle weiteren hindernden Gedanken, Gefühle und Überzeugungen zu diesem Thema, die sich noch im Feld der Vergangenheit befinden, zu löschen, sodass sie deine Gegenwart und Zukunft nicht mehr negativ beeinflussen.

Nach Beenden der Übung bedanke dich bei Erzengel Metatron und deinem Schutzengel für ihre wertvolle Hilfe.

Endlich Spaß an gesunder Ernährung

Ich hatte ein Problem mit Übergewicht und konnte meine Heißhungerattacken nicht in den Griff bekommen. Meine Vermutung war, dass irgendein Programm aus der Vergangenheit dahinter steckte. So wendete ich die Übung mit der Timeline-Spirale an. Mit Hilfe meines Schutzengels begab ich mich in die Vergangenheit. Dort sah ich mich als 5-jähriges Mädchen neben dem Krankenbett meiner geliebten Oma stehen. Meine Mutter versuchte, sie zu füttern, aber sie verweigerte das Essen. Ich hörte sie sagen *„wenn du weiter nichts isst, wirst du sterben“*. Nach einem Monat war Oma tot. Mir wurde bewusst, dass ich das „nicht essen“ mit dem Tod verbunden hatte. So entstand die unbewusste Überzeugung: *„Um zu leben, musst du essen.“* Ich bat Erzengel Metatron, mit seiner Timeline-Spirale dieses Glaubensmuster aus meiner Akasha Chronik zu löschen. Stattdessen wünschte ich mir folgendes Programm: *„Jeden Tag freue ich mich, dass ich durch ausgewogene Ernährung und Bewegung mein gesundes Wunschgewicht erreiche.“* Ich habe es schon geschafft, in drei Monaten vier Kilo zu abzunehmen. Es ist zwar nicht sehr viel (ich möchte noch weitere 6 Kilo abnehmen), aber dafür ist es mir sehr leicht gefallen und ich spüre richtige Freude, mich gesund zu ernähren.

Katharina R.

Da du jetzt weißt, wie sehr du deine Zukunft mit deinen täglichen Projektionen, Gedanken und Gefühlen beeinflusst, ist es an der Zeit, bewusste Änderungen vorzunehmen. Denke daran, dass du die Fähigkeit und Kraft hast, deine gewünschte Realität zu erschaffen.

Voraussetzung dafür ist, dass du die negativen Informationen, die du bereits in das Feld der Zukunft gesendet hast, löschst und durch positive ersetzt.

Übung mit der Timeline-Spirale
Korrekturen in der Zukunft

Beispiel: Beruflicher Erfolg

Ausführung: Denke über das aktuelle Thema nach, das du bearbeiten willst.

Schließe deine Augen und atme ein paar Mal ruhig ein und aus.

Dann lade deinen Schutzengel ein.
„Mein lieber Schutzengel, bitte komm zu mir, begleite mich und hilf mir die negativen Informationen zu finden, die ich in das Feld der Zukunft gesendet habe und die mich daran hindern, beruflich erfolgreich zu sein."

Erlaube ihm nun, dich auf eine Reise in die Zukunft mitzunehmen und lasse zu, dass sich dir alle Ereignisse, Überzeugungen, Gedanken und negativen Emotionen zeigen, die du in Bezug auf deinen beruflichen Erfolg in die Zukunft projiziert hast z.B.:

Mit dieser wirtschaftlichen Krise werde ich nie erfolgreich sein.
Der Beruf, den ich mag, hat keine Zukunft.
Jeden Tag wird alles schlimmer usw.

Wenn du dir dessen bewusst wirst, rufe Erzengel Metatron und bitte ihn, mit seiner Timeline-Spirale diese Informationen aus der Akasha Chronik zu löschen. Überlege dir, was stattdessen in ihr gespeichert werden soll.

Beispielsweise:
Ich bin bereit für meinen beruflichen Erfolg!
Jeden Tag lasse ich mich gerne von den Engeln führen und werde mit Begeisterung die notwendigen Schritte unternehmen.
Ich weiß jetzt, wenn ich etwas aus meinem tiefsten Herzen will, werden alle Engel mich dabei unterstützen.

Nach Beenden der Übung bedanke dich bei Erzengel Metatron und deinem Schutzengel für ihre wertvolle Hilfe.

Bereit für den Traumpartner
Beim Lesen der Timeline-Spirale wurde mir klar, wie sehr ich durch Projektionen in die Zukunft mir mein Leben verbaut hatte. So fing ich an, mit Hilfe meines Schutzengels danach zu suchen, was ich schon in das Feld der Zukunft gesendet hatte. Vor meinem geistigen Auge, erschien mir das Bild, wie ich einsam in meiner kleinen Wohnung saß, welches meine größte Angst wider-

spiegelte: „*Ich werde nie einen Partner finden, der zu mir passt.*“ Ich fragte meinen Schutzengel, wie es zu dieser Projektion kam, worauf er mir ein Bild von meiner Mutter zeigte, die gerade von meinem Vater verlassen wurde. Ich hörte sie verzweifelt sagen: „*Glückliche Partnerschaften sind Hirngespinste. Mach dir nichts vor.*“
Danach bat ich Erzengel Metatron, dieses Glaubensmuster aus der Akasha Chronik zu löschen und es mit folgendem Glaubenssatz zu ersetzen: „*Ich öffne mein Herz und vertraue darauf, dass mein Traumpartner bereits auf mich wartet.*“ Jetzt habe ich das Gefühl, wieder über mein Leben bestimmen zu können und freue mich auf diese Begegnung.

Kelly M.

Du kannst alle Spiralen ohne Vorkenntnisse anwenden. Wichtig zu wissen ist hier, dass prinzipiell jeder Engel mit allen Spiralarten arbeitet, außer den folgenden, die nur bestimmten Engeln zugeordnet sind:

- Feuerspirale von Erzengel Michael
- Timeline-Spirale von Erzengel Metatron
- Besänftigungsspirale Spirale von Erzengel Uriel und Ariel
- Unendlichkeitsspiralen der klaren Intention
- Himmelsspiralen der Vorbereitung:
  - Neutralisationsspirale von Erzengel Gabriel und Michael
  - Außersinnliche Wahrnehmungs Spirale von Melchizedek, Erzengel Raziel, Haniel und Ariel
  - Synchronisationsspirale von Erzengel Jophiel

9. Unendlichkeitsspiralen der klaren Intention

Die Unendlichkeitsspiralen bestehen aus zwei mächtigen Ursymbolen: der Spirale und dem Symbol der Unendlichkeit.

Diese Spiralen bauen durch die Energie eines Erzengels oder eines aufgestiegenen Meisters und deiner klaren Intention ein starkes Feld auf, um einen dauerhaften und permanenten Zustand zu erschaffen.

Folgendes Zitat wird Albert Einstein zugeschrieben:

> *„Alles ist Energie, und das ist alles, was es dazu zu sagen gibt. Gleiche die Frequenz der Realität an, die du dir wünschst, und du kannst nicht verhindern, dass diese Wirklichkeit entsteht. Das ist keine Philosophie, das ist Physik."*

Das ist richtig, allerdings ist es nicht ganz so einfach, sich in die Frequenz der gewünschten Realität einzuschwingen und in dieser dauerhaft zu bleiben. Hierfür sind die Unendlichkeitsspiralen am besten geeignet: Mit ihrer Energie aktivieren sie kontinuierlich das Feld, sodass ein bestimmter Zustand erreicht und gehalten wird.

Bei der Übermittlung der Unendlichkeitsspirale über Channeling wiesen mich die Engel auf Folgendes hin: Da wir im Alltag sehr beschäftigt sind, ist es unwahrscheinlich, dass wir bewusst ständig daran denken, die Energie und Informationen über die Situation, die wir manifestieren wollen, ins Feld auszusenden.

Sie baten mich aus diesem Grund, die Unendlichkeitsspiralen in einer materiellen Form zu erstellen, die den Menschen ermöglicht, einen gewünschten Zustand schnell und dauerhaft zu manifestieren. So entstanden die Amulette – als Glücksbringer der Engel *(siehe Seite 295)*.

Die Unendlichkeitsspirale kann auf zwei Arten eingesetzt werden:

Die erste und einfachste Art ist es, das entsprechende Amulett mit der Unendlichkeitsspirale zu tragen.

Als Amulett sendet die Unendlichkeitsspirale permanent unsere klare Intention und Informationen ins Feld, ohne dass wir etwas dafür tun müssen. Wenn wir es täglich tragen, reinigt und korrigiert es unser persönliches Energiefeld und Unterbewusstsein.

Dies ist wichtig, weil wir normalerweise nicht wissen, welches Programm im Unterbewusstsein gespeichert ist und uns blockiert, sodass wir dieses auch nicht verändern können. Deshalb ziehen wir oft Situationen in unser Leben an, die wir uns nicht wünschen.

Die zweite und etwas aufwendigere Art ist es, mindestens 21 Mal am Tag die Unendlichkeitsspirale mit der entsprechenden Intention ins Feld zu senden, bis das gewünschte Ergebnis erreicht wird. Dies erfordert, dass wir uns daran erinnern und uns auch die entsprechende Zeit dafür nehmen.

Die Unendlichkeitsspirale interagiert in Verbindung mit unserer klaren Intention zwischen unserem eigenen blockierten Feld und dem Quantenfeld. So erschafft sie den von uns gewünschten Zustand, der unserem höheren Wohl dient.

Definition und Wichtigkeit der Intention

Das Wort *Intention* leitet sich aus dem lateinischen Verb *intendere* ab, das „*sein Streben auf etwas richten*" bedeutet.

Intention wird häufig mit einem Wunsch oder der Willenskraft verwechselt. Nur wenige wissen, dass sie eine kreative und intensive Energie ist.

Ein Wunsch ist an ein Ergebnis und große Erwartungen gebunden. Der Wille ist die Kraft, die uns leitet und uns dabei unterstützt, unser Ziel zu erreichen. Intention hingegen ist rein fokussierte Energie, die uns zum Handeln bewegt. Dabei ist es wichtig, nicht festzuhalten oder bestimmte Erwartungen auf die Art und Weise zu haben, wie das Ziel erreicht wird.

Hinter allem, was wir tun, steht die treibende Kraft der reinen Intention. Sie verändert unser Verhalten und hilft uns, unser Bewusstsein zu stärken.

Ein kosmisches Gesetz besagt:

„*Energie folgt der Intention*"

Je klarer und intensiver die Energie, die du ausstrahlst, desto einfacher lässt sie sich manifestieren. Die Ausstrahlung und Anziehung von Energie ist ein elektromagnetischer Prozess. Die Energie deiner Intention aktiviert bestimmte Zustände, Objekte oder Personen.

Beispiele klarer Intentionen:

- Heute channele ich eine wunderbare Idee für mein neues Buch
- Alle Kunden, die ich anziehe, sind von meinen Produkten begeistert
- Ich erhalte eine klare Inspiration für
- Alle Menschen, die sich mir annähern, sind gutmütig und
- Heute werde ich einfach alle meine Angelegenheiten mit Leichtigkeit erledigen

Die große Falle: Unklare Intentionen

Eine große Falle, in die wir uns häufig begeben und leider nicht erkennen, besteht darin, keine klare Intention zu haben. Durch unsere Ambivalenz und Zweifel sabotieren wir uns und kommen von unserem Fokus ab.

Unklare Intentionen haben wir, weil wir unsere Energie nicht richtig verwenden:

1. Unbewusste Programmierung des Unterbewusstseins

Wie kann das Unterbewusstsein uns daran hindern, einen gewünschten dauerhaften Zustand anzuziehen?

Während wir beispielsweise in unserem Leben Fülle und finanzielle Unabhängigkeit haben möchten, gibt es möglicherweise begrenzende Überzeugungen im Unterbewusstsein, die in unserer Kindheit programmiert wurden, ohne dass wir uns dessen bewusst sind.

Solche Überzeugungen können z.B. sein:

- Geld ist schmutzig
- Geld verdirbt den Charakter
- Eher geht ein Kamel durch ein Nadelöhr, als das ein Reicher in den Himmel kommt
- Reiche Menschen sind schlecht, arrogant und unehrlich
- Reiche Menschen beuten andere aus
- Geld interessiert mich nicht
- Lieber arm und gesund als reich und krank

2. Konzentration auf den Mangel
Jedes Mal, wenn du z.B. ein glückliches Paar siehst und es bewunderst, fühlst du gleichzeitig Neid und Einsamkeit, und denkst: „Wieso bin ich immer noch allein und habe keinen Partner gefunden, der mich liebt und sich um mich kümmert?"

Anstatt dich auf das Positive zu konzentrieren, d.h. auf das Glück einer Beziehung, fokussierst du dich auf den Mangel. Ohne dir dessen bewusst zu werden, blockierst du die Energie, die einen Partner in dein Leben bringen könnte. Die Ursache verbirgt sich in deinen unbewussten Gedanken, Gefühlen, Glaubenssätzen und dem kollektiven Unterbewusstsein, welches auf Mangel programmiert ist.

3. Ständige Änderung deines Fokus
Du richtest deine Aufmerksamkeit ständig in verschiedene Richtungen und verlierst dabei die Orientierung und deine

klare Intention. Oder du lässt dich von anderen leiten und dich zu ihrem Vorteil manipulieren. So geht die Energie verloren, die du benötigst, um dein Ziel zu erreichen.

Beispiel: Ein Unternehmer schließt einen guten Geschäftsvertrag ab, hat aber gleichzeitig Zweifel, z.B.:

- Der Geschäftspartner wird mich nicht bezahlen, er ist ein Betrüger
- Das ist zu gut, um wahr zu sein
- Es ist zu riskant, bei dieser wirtschaftlichen Situation zu investieren

Die Ambivalenz und die Zweifel, die dich von deinem Fokus ablenken und deine Konzentration abwechselnd vom Positiven zum Negativen führen, gehören zu den wichtigsten Ursachen für stagnierende Situationen.

Das ist so, als ob du gleichzeitig auf das Gaspedal und die Bremse trittst. Bei einem Auto kann das ernsthafte Schäden verursachen – und bei dir einen Burnout.

Wie entfalten die Unendlichkeitsspiralen ihre Wirkung am besten?

Indem du darauf achtest, dass deine Gefühle, Gedanken und deine Intention voller Gutmütigkeit und Wohlwollen sind und du dieses auch deinen Mitmenschen wünscht! Verhalte dich so, als hättest du bereits das erreicht, was du dir erträumst und bewahre deinen Glauben daran.

Hier gilt der weise Spruch von Martin Luther King:

„Wir müssen lernen, dass es Aberglaube ist, von Gott zu erwarten, dass er alles tut, während wir nichts tun.“[9]

Was kann die Wirkung der Unendlichkeitsspiralen schwächen?

- Liebe im Leben anziehen wollen, während du von Hassgefühlen erfüllt bist
- Glücklich sein wollen, während du das Glück anderer neidest
- Um Verständnis bitten, während du für andere kein Verständnis zeigst
- Um Gutmütigkeit bitten, während du boshaft bist
- Um Reichtum bitten, während du neidisch auf andere bist und ihnen ihren Reichtum nicht gönnst
- Eine glückliche Gegenwart leben wollen, während du die Probleme der Vergangenheit nicht loslassen willst, d.h. deine persönliche negative Geschichte nicht aufgibst

Wirkliche Veränderung in unserem Leben kommt zustande, wenn wir erkennen, dass wir mit etwas viel Größerem verbunden sind und stets von den himmlischen Mächten unterstützt werden.

Die Wirkung der Unendlichkeitsspiralen der klaren Intention

Erzengel Michael

Göttlicher Schutz und Gerechtigkeit, Stärke und Mut.

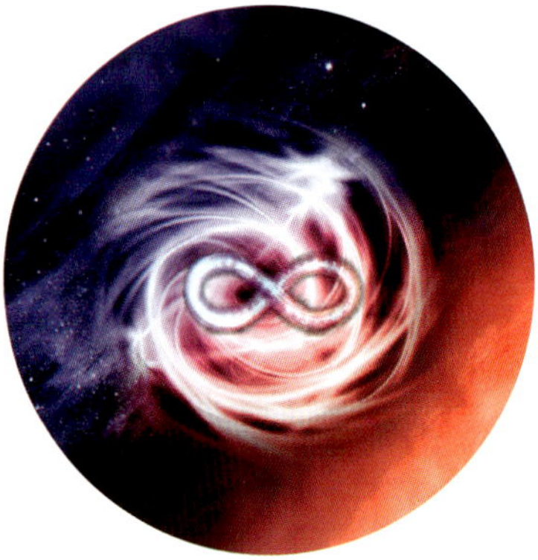

Dies ist eine mächtige Spirale göttlichen Schutzes gegen negative Energien aller Art wie „böser Blick“, Schwarzmagie oder Flüche sowie um energetische Angriffe und Attacken abzuwehren.

Sie gibt Mut und Kraft, um schwierige Situationen zu bewältigen, ein Lichtarbeiter oder Krieger des Lichts zu werden, die göttliche Wahrheit zu erkennen und sie friedlich ohne Fanatismus zu verteidigen. Sie hilft uns Ungerechtigkeit und Irrtum nicht zum Opfer zu fallen und selbst kein Unrecht zu begehen. Sie hat die Kraft uns aus negativen karmischen Bindungen zu befreien.

Die Spirale schützt uns vor der Angst, die sich im Feld des kollektiven Unbewussten befindet und vor Manipulation durch die Medien.

Erzengel Gabriel

Freiheit, beseitigt Hindernisse und Blockaden, eröffnet Wege und Möglichkeiten.

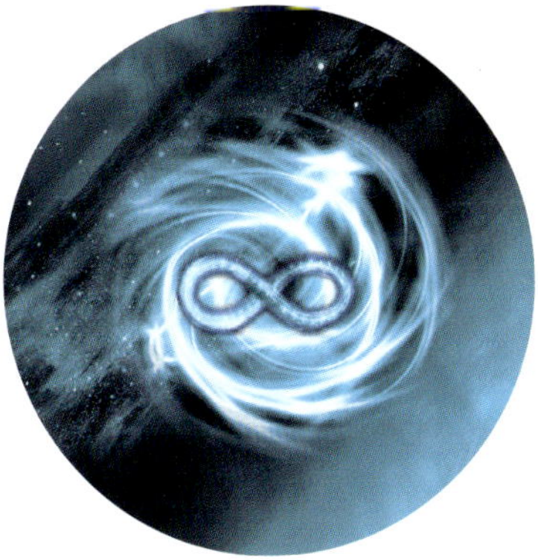

Diese Spirale hilft, Hindernisse zu beseitigen, die den Weg für unsere Träume und Ziele blockieren und eröffnet neue Möglichkeiten.

Sie hilft uns, Freiheit im Leben zu spüren und dabei die richtigen Entscheidungen zu treffen, während sie unsere Entschlossenheit stärkt. Sie bietet Führung, um Lösungen aus Dilemmata, Sackgassen und festgefahrenen Situationen zu finden, während sie uns von unnötigem Ballast befreit. Besonders unterstützend ist sie bei Kinderwunsch und Schwangerschaft.

Erzengel Raphael

Gesundheit, Heilung, Langlebigkeit.

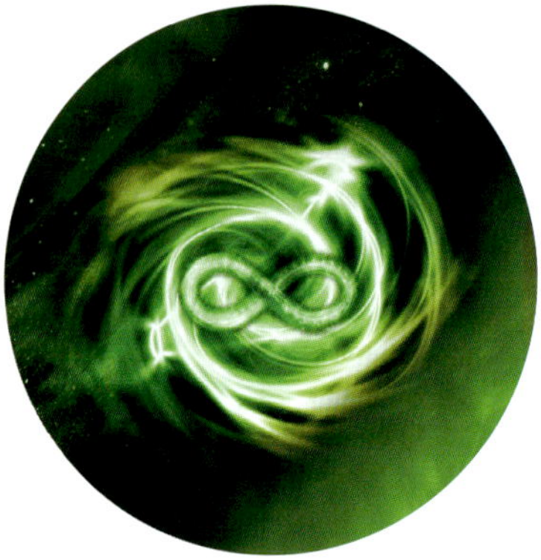

Diese Spirale unterstützt uns bei der Heilung von Körper, Geist und Seele und stärkt die Hoffnung und den Willen auf Genesung. Sie hilft den richtigen Therapeuten und die passende Therapie für uns zu finden.

Wenn du Therapeut bist, erschafft sie für dich ein permanentes, hochschwingendes Heilfeld und verstärkt deine Heilkraft.

Sie hilft dir bei der Auswahl und richtigen Ausführung einer Behandlung und unterstützt dich, dir fortwährend neues therapeutisches Wissen anzueignen. Darüber hinaus schützt sie dich auch vor den schwächenden und kranken Energien anderer Menschen.

Erzengel Chamuel

Liebe, Partnerschaft, Güte, Liebenswürdigkeit, Verständnis, Harmonie und Gelassenheit.

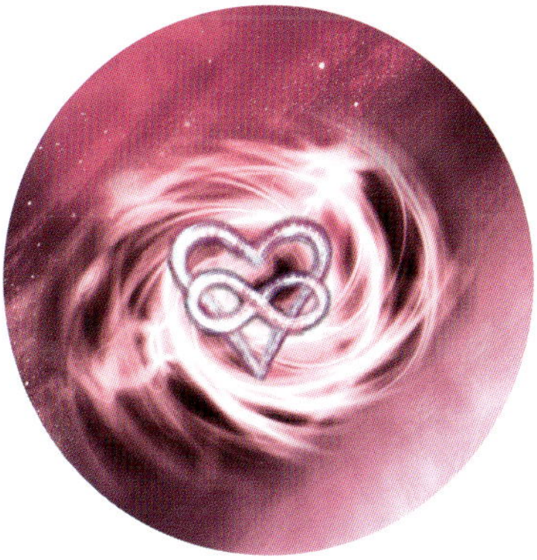

Diese Spirale unterstützt die Heilung des Herz-Chakra und hilft so, Traurigkeit, aufkommende Depression und Pessimismus zu überwinden.

Liebe hat die höchste Schwingung. Sie erschafft ein Feld von Liebe, Harmonie, Gutmütigkeit, Freundlichkeit und Verständnis auf allen Ebenen, um die entsprechenden Menschen und Situationen in unser Leben anzuziehen.

Auf diese Weise werden Partnerschaften, Liebes- und Familienbeziehungen harmonisiert. Gleichzeitig werden Lösungen gefunden, die dem höheren Wohl aller dienen. Sie ist sehr hilfreich, um Schmerz und Frustration von gescheiterten partnerschaftlichen Liebesbeziehungen zu überwinden. Durch die kreative Kraft, die sie aussendet, schenkt sie Inspiration für Künstler wie Maler, Designer, Musiker, Komponisten, Sänger, Architekten, Schauspieler, Schriftsteller und andere.

Erzengel Uriel
Vision, Inspiration und Manifestation

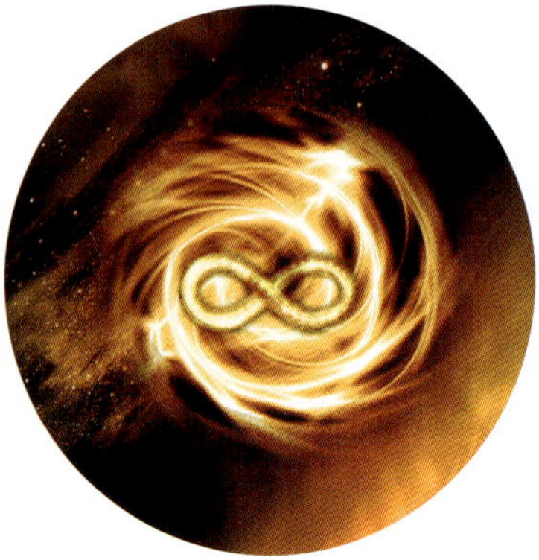

Diese Spirale verbindet uns mit dem Feld der unendlichen Inspirationen, Ideen und Visionen, um etwas zu erschaffen, welches dem höchsten Wohl aller dient.

Einer Manifestation geht immer eine Vision voraus. Damit diese allerdings realisiert werden kann, ist eine starke, permanente Ausstrahlung einer Energie erforderlich.

Die Unendlichkeitsspirale des Manifestationsstrahls von Erzengel Uriel hat genau diese Energie. Darüber hinaus bringt sie uns in Einklang mit Materie, Reichtum und Spiritualität.

Erzengel Raziel

Verbindung zum Quantenfeld, Quantensprung.

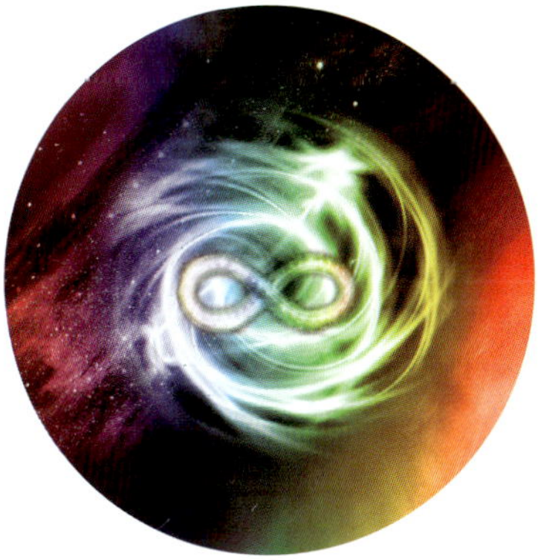

Diese Spirale erschafft und erhält eine fortwährende Verbindung mit dem Feld der unendlichen Möglichkeiten. So können wir stets auf Informationen und Wissen zurückgreifen, die uns helfen, Lösungen zu unseren Problemen zu finden.

Raziels Unendlichkeitsspirale hat die besondere Eigenschaft, in uns einen Quantensprung des Bewusstseins zu bewirken, um die Realität unserer Träume zu erschaffen und Unmögliches möglich zu machen.

Erzengel Haniel

Selbstbewusstsein, Selbstvertrauen, Charisma, Guter Ruf, Mut und Zuversicht.

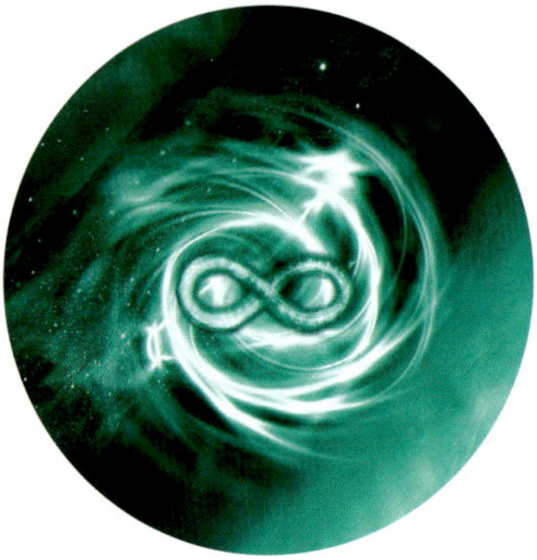

Diese Spirale unterstützt uns dabei, unser Potenzial zu entwickeln und unsere verborgenen Talente zu entdecken. Während sie unser Selbstbewusstsein stärkt, hilft sie uns, unseren Fähigkeiten zu vertrauen und sie auf kreative Weise auszudrücken. Ihre belebende Energie gibt uns das nötige Vertrauen, um unser Charisma auszustrahlen und einen guten Ruf aufzubauen.

Haniels Unendlichkeitsspirale aktiviert und stärkt unsere außersinnliche Wahrnehmung und bringt uns in einen Zustand innerer Gelassenheit. Auf diese Weise können wir besondere Gelegenheiten wahrnehmen und sie zu unserem Vorteil nutzen.

Erzengel Ariel

Fülle, Wohlstand, Selbstrespekt,
Befreiung von Schuldgefühlen.

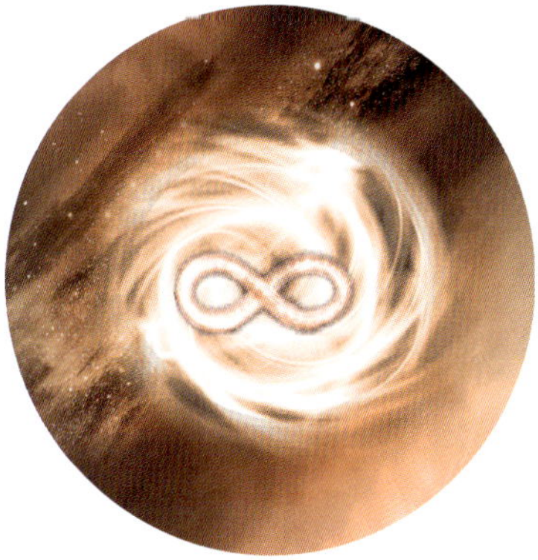

Diese Spirale verhilft uns zu geistiger Klarheit, um unseren Lebensplan zu erkennen und zu erfüllen. Sie zeigt uns Wege auf, wie wir Wohlstand in allen Bereichen unseres Lebens erreichen können.

Ariels Unendlichkeitsspirale hilft uns, den richtigen Job zu finden, Karriere und Erfolg aufzubauen oder ein Unternehmen zu gründen.

Sie unterstützt uns, für Reichtum und Geld aus erwarteten und unerwarteten Quellen empfänglich zu sein, ohne Schuldgefühle dabei zu empfinden.

Die Spirale stärkt uns, Mut zur eigenen Meinung zu haben, eine starke Persönlichkeit aufzubauen und uns von Fehlern der Vergangenheit zu befreien.

Erzengel Jophiel
Höheres Wissen, Weisheit, göttliche Synchronizität.

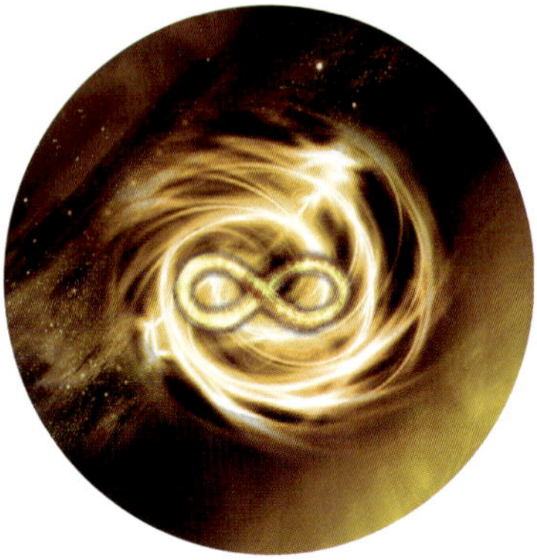

Diese Spirale verbindet uns dauerhaft mit der Weisheit der göttlichen Synchronizität, damit alles zum richtigen Zeitpunkt geschieht. Sie fördert unsere geistige und spirituelle Entwicklung und hilft uns, Freundschaften auf dieser Ebene zu schließen.

Jophiels Unendlichkeitsspirale eignet sich für Lehrer, Studenten und Schüler, da sie das Lehren und Lernen unterstützt und hilft, Prüfungen erfolgreich zu bestehen. Sie unterstützt uns bei der Selbstverwirklichung, sowie die Wahrheit von der Lüge zu unterscheiden. Seine Spirale hilft uns bei neuen Erfindungen und Entdeckungen, die dem Wohle der Menschheit dienen.

Erzengel Zadkiel
Transformation auf allen Ebenen

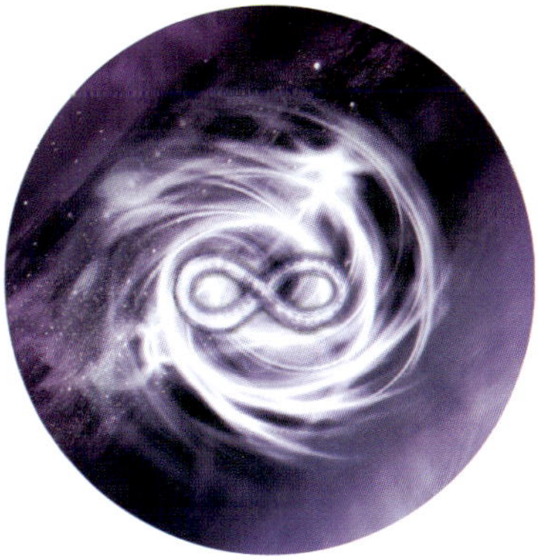

Diese Spirale ist sehr hilfreich, wenn wir bereit und entschlossen sind, unser Leben zu verändern. Sie transformiert Informationen, die in unserem Zellgedächtnis und in den feinstofflichen Energiekörpern (Emotional-, Mental-, Spiritueller Körper) gespeichert sind, d.h. Gedanken, Emotionen, Überzeugungen.

Darüber hinaus hilft sie, negative Situationen in positive umzuwandeln.

Erzengel Metatron

Zugang zur Akasha Chronik, Karma lösen und Dharma erschaffen.

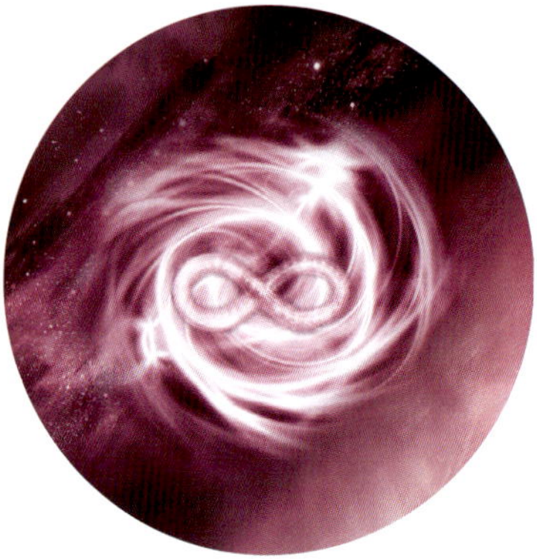

Diese Spirale hilft uns, unseren Seelen- und Lebensplan zu erkennen, indem sie unsere Persönlichkeit, Individualität und unsere Fähigkeiten stärkt.

Das Besondere an ihr ist, dass sie uns Zugang zur Akasha Chronik gibt, um Wissen aus früheren Leben zu erhalten und so die Möglichkeit damit verbundene negative Auswirkungen zu korrigieren, d.h. Karma in Dharma umzuwandeln.

Erzengel Sandalphon

Traum- und Wunscherfüllung, inneres Kind heilen, Zwillingsseele anziehen.

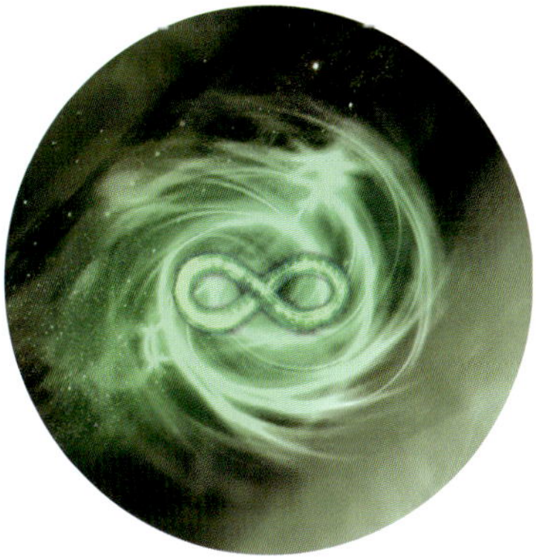

Diese Spirale hilft bei der Heilung unseres „inneren Kindes“, welches eine grundlegende Voraussetzung für eine ausgeglichene Persönlichkeit ist. Sie unterstützt uns dabei, unsere Zwillingsseele anzuziehen und die wahre Liebe zu erleben.

Sie dient als Express-Courier, um unsere Träume und Wünsche an Gott weiterzuleiten, damit diese erhört werden und unser Leben in ein Meisterwerk verwandelt wird.

Melchizedek – Vater der Engel
Unendliche Weisheit, höheres Bewusstsein und Erleuchtung.

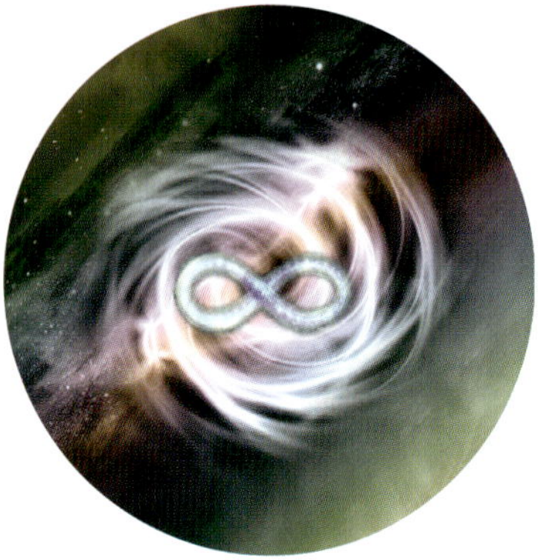

Diese Spirale eignet sich für Menschen, die bereit sind, dem höheren spirituellen Pfad zu folgen und ihn zu lehren. Die Energie des großen Meisters hilft uns, höheres Bewusstsein und Weisheit zu erlangen, um den Sinn unseres Lebens und unsere Aufgabe zu erkennen. Dabei bietet seine Unendlichkeitsspirale Unterstützung auf allen Ebenen (spirituell und materiell), damit wir unseren Lebensplan ausführen können.

Jesus Christus

Göttliche Gnade, Vergebung,
Auferstehung der Seele.

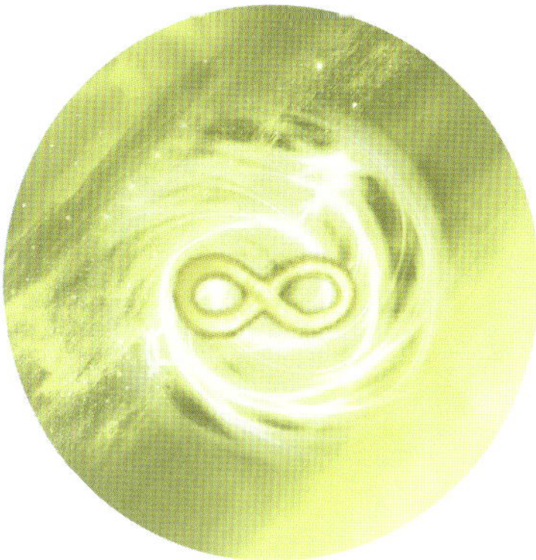

Diese Spirale befreit uns von unseren Schuldgefühlen, indem sie uns hilft, uns und anderen zu vergeben. Nach schwierigen Situationen erfahren wir göttliche Gnade und erlangen dadurch wieder Glauben und Hoffnung. Mit ihrer Hilfe erleben eine *„Auferstehung der Seele"* und erkennen einen neuen Sinn in unserem Leben.

Mutter Maria
Trost, Hoffnung, Fürsorglichkeit und Heilung.

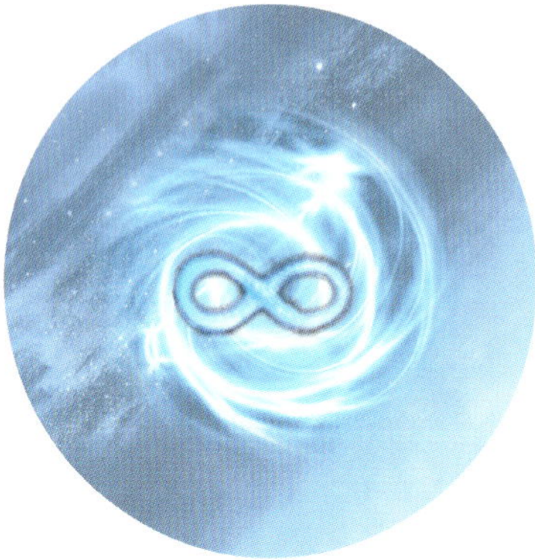

Diese Spirale spendet Trost in schwierigen Momenten, wie z.B. Trauer, Verzweiflung und Einsamkeit. Sie hilft bei Mutterschaftsthemen, wie Kinderwunsch, eine gute Schwangerschaft und Unterstützung in der Mutterrolle.

Sie spendet Fürsorge für Waisenkinder, die nie mütterliche Liebe erfahren haben. Die Unendlichkeitsspirale von Mutter Maria hilft uns, schwierige Situationen und Krankheiten zu überwinden.

Da du jetzt alle Engelquantenspiralen bis auf eine kennst, ist es an der Zeit, Wunder mit ihnen zu erschaffen und zu erleben. Du kannst sie grenzenlos einsetzen und es liegt an dir und deiner Phantasie, wie du sie nutzt – denn wie Albert Einstein schon sagte.[10]

„Phantasie ist wichtiger als Wissen.
Wissen ist begrenzt.
Phantasie umspannt die Welt.“

10. Multidimensionalspirale

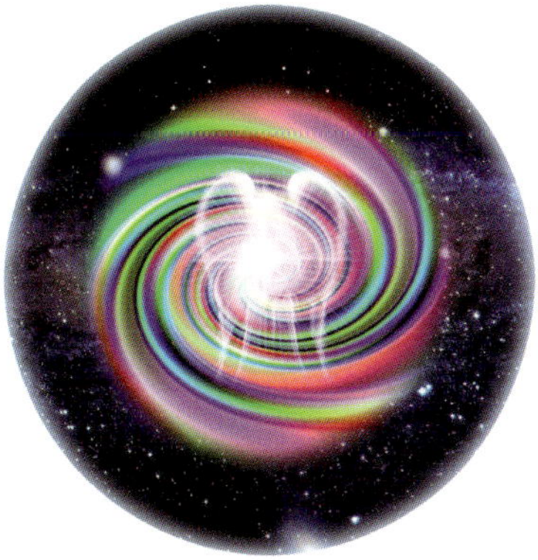

Diese Spirale hat eine enorme Wirkungskraft, da sich alle hochschwingenden Frequenzen und Informationen aus allen Engelschören in ihr vereinen. Sie symbolisiert, die Kraft der AQS Methode, deshalb nennen sie die Engel auch die Multidimensionalspirale.

Sie wurde mir nach allen anderen Spiralen mittels einer Initiation (Einweihung) übermittelt und ich bekam die Erlaubnis der QUELLE, die AQS Initiation an andere weiterzugeben, auch durch Fernübertragung.

Nach deiner Einweihung kannst du mit der Multidimensionalspirale beeindruckende Veränderungen in Lichtgeschwindigkeit auf allen Ebenen vornehmen.

Was ist eine Initiation bzw. Einweihung?

Das ist ein Vorgang mit einer bestimmten Abfolge, um eine bewusste Verbindung des Einzuweihenden mit GOTT und seinen Engeln herbeizuführen. Dahinter steht immer eine bestimmte Absicht, wie z.B. den Zugang zur Kraft der Engelspiralen zu gestatten. Sie ist immer dann nötig, wenn eine Kraft nur von der Geistigen Welt bzw. deren Ebenen vermittelt werden kann.

Die Energie, das Licht, die Informationen und die hohen Frequenzen können nur aus der Ursprungsquelle kommen.

Generell darf man über die Einzelheiten einer Einweihung nicht reden. Der Zugang zu diesem Wissen ist Menschen vorbehalten, die eine spirituelle Reife erlangt haben.

Dahinter verbirgt sich nicht etwa eine elitäre Geheimhaltung, sondern der Schutz vor dem Missbrauch dieser Kraft. Das ist der Wille der Geistigen Welt. Natürlich werden diese Einweihungen von der Geistigen Welt selbst übermittelt. Die Person, die sie durchführt, hat lediglich die Erlaubnis bekommen und ist eine Art Vermittler zwischen diesen zwei Welten. Initiiert werden einzelne Personen oder ganze Gruppen.

Was geschieht bei der AQS Initiation mit der Multidimensionalspirale?

Bei dieser spirituellen Initiation, wirst du mit den höheren Ebenen der Engel, des höheren Bewusstseins, sowie mit der Quelle der unbegrenzten Möglichkeiten und der Heilungsenergie verbunden. Sie verankert sich in deinem Seelen-Chakra.

Sie aktiviert alle deine Energiekörper und öffnet alle Chakren. Dies sorgt für einen verstärkten und erweiterten Energiefluss in deinem Energiesystem und erhöht so deine Schwingung. Sie bringt dich in Resonanz mit den hochfrequenten Energiefeldern der Engel-Heilenergie. Du wirst zum Kanal der Engelquantenspiralen.

Diese Einweihung löst einen Heilungs- und Reinigungsprozess aus, der jedes Mal die Veränderungen bewirkt, die du bereit bist zu erfahren. Auf allen Ebenen und in all deinen Energiekörpern können Heilreaktionen vor und nach der Einweihung auftreten.

Darüber hinaus hast du die Möglichkeit, während der AQS Initiation bewusst all das, was du bereit bist loszulassen, in das Feld der Multidimensionalspirale abzugeben. Das können negative Gefühle, Glaubenssätze und Denkmuster sein. Genauso aber auch Situationen, die dir das Leben erschweren, disharmonische Beziehungen oder auch Körpersymptome. Oft habe ich während der Initiation Spontanheilungen erlebt.

Die Initiation ist ein wesentlicher Bestandteil der Angelic Quantum Spirals Methode *(siehe Seite 284)*

Spontanheilung während der Initiation

Seit mehreren Jahren litt ich an einer Kalkschulter (Calcific Tendonitis), irgendwann konnte ich den Arm kaum nach oben bewegen. Drei Tage vor meinem Geburtstag, kam es zu einer extrem schmerzhaften Entzündung, die zu einer eingefrorenen Schulter führte. Solch eine Erkrankung kann sich über viele Jahre hinwegziehen, bis die Schulter wieder vollständig beweglich ist.

An meinem Geburtstag, flog ich, trotz starker Schmerzen, zur Insel Lesbos, um im Kloster vom Erzengel Michael zu beten. Kurz darauf nahm ich am Basis-Seminar AQS von Mary teil, bei der ich die Einweihung der Engel erhalten sollte. Da ich an Engel glaube und ich viel Positives über Mary hörte, ging ich hin. Während der Initiation gab ich bewusst meine Schulterschmerzen an die Multidimensionalspirale ab. Sonntagabend, nach dem Seminar, als ich unter der Dusche war, habe ich festgestellt, dass ich meine Haare mit beiden Armen waschen konnte. Ich kam aus der Dusche raus und hob erstaunt vor dem Spiegel beide Arme hoch. Ich setze mich hin und weinte vor Freude und war sehr berührt. Meine Schulter wurde spontan geheilt, ich brauchte keine weitere Physiotherapie, keine Arthroskopie, keine OP. Einen Tag vor dem Seminar konnte ich meinen Arm mit Mühe nur bis zur Mitte hochheben. Ich danke Mary und allen Engel, die mir geholfen haben.

Zafiria K.

9

Anwendungsmöglichkeiten der Engelquantenspiralen

Die Spiralen wirken in unendlich vielen Bereichen des Lebens: Sie lassen sich an Menschen, Tieren, Pflanzen, Orten, Gebäuden (Krankenhäuser, Gerichtssäle), Gegenständen (z.B. elektronische Geräte und Autos), Situationen, Beziehungen, Gefühlen, Gedanken, körperlichen Symptomen, Schmerzen, u.v.m. anwenden.

Wichtig bei jeder Anwendung der Engelquantenspiralen:

- Rufe zuerst deinen Schutzengel
- Rufe dann den Schutzengel der Menschen oder Tiere, die Empfänger der Spirale sein sollen
- Rufe die Erzengel oder Engel aus höheren Chören, mit denen du zusammenarbeiten möchtest
- Setze nun eine klare Intention
- Füge immer den folgenden Satz hinzu:
  „Es soll nur das geschehen, was dem höchsten Wohl aller dient."
- Bedanke dich zum Schluss bei allen Engeln

Zum eigenen Schutz ist es wichtig, unseren Schutzengel zu rufen, um zu vermeiden, dass unsere Handlungsweise ungewolltes Karma hervorruft.

Wird eine andere Person mit einbezogen, bitten wir unseren Schutzengel, sich mit dem Schutzengel dieser Person zu verbinden, sodass auch sie während des Vorgangs beschützt ist. So wird die Handlung nur ausgeführt, wenn es dem Wohl aller Beteiligten dient.

Sehr hilfreich ist es, die Engel vor bestimmten Geschehnissen wie z.B. Operationen, Prüfungen oder Gerichtsterminen zu bitten, mit der Energie ihrer Spiralen dann einzuwirken, wenn das Ereignis stattfindet.

Wenn du nicht weißt, welche(n) Engel du rufen sollst, ist das nicht so wichtig. Engel haben eine hochentwickelte Intelligenz und wissen genau, wer von ihnen gemeint ist. Sie brauchen nicht unbedingt ihren Namen zu hören. Beispielsweise kannst du bei einer bevorstehenden Operation sagen:

„Lieber Schutzengel, bitte verbinde dich mit den Schutzengeln aller Beteiligten (Ärzte, Krankenschwestern usw.) und den Engeln, die mit ihren Spiralen einwirken können, damit die Operation erfolgreich verläuft und anschließend eine schnelle Wundheilung und Genesung erfolgt.“

Alles Weitere regeln die Engel untereinander. Sie entscheiden letztendlich, ob sie die von uns beabsichtigte Handlung ausführen und welche Spiralform jeweils eingesetzt werden soll. AQS ist eine der sichersten Methoden, da die Ausführung der Anliegen immer den Engeln überlassen ist.

Anwendung an dir selbst

Beispiel 1:
Du bist selbstständig, willst eine neue Projektidee bei einem potentiellen Kunden vorstellen und fühlst dich unsicher.

Übung mit Erzengel Haniel
Rufe deinen Schutzengel mit einfachen Worten wie:

„Lieber Schutzengel, bitte komm zu mir, beschütze und leite mich in meinem Vorhaben."

Nun rufe Erzengel Haniel, damit er dir mit seiner Himmelsspirale hilft, starkes Selbstvertrauen, Selbstsicherheit, Gelassenheit und die richtige Einstellung zu erlangen, um diesen Auftrag zu bekommen.

Spüre nun die aufbauende Energie seiner türkisblauen Himmelsspirale und wie sich langsam deine Unsicherheit auflöst. Bitte Erzengel Haniel, die Energie der Spirale solange aufrecht zu erhalten, wie du sie brauchst, und bedanke dich bei ihm und deinem Schutzengel.

Beispiel 2:
Du willst eine bestimmte Situation in deinem Leben manifestieren.

Übung mit Erzengel Uriel
Mit Hilfe des Materialisationsstrahls und seiner Spirale ist es für ihn ein Leichtes etwas zu manifestieren. Dazu bedarf

es natürlich deiner Zusammenarbeit. Erzengel Uriel muss genau wissen, was du manifestieren willst und warum.

Daher ist es wichtig, immer erst einmal eine Liste mit allen Informationen und Einzelheiten über das zu erstellen, was du dir wünschst bzw. erreichen willst. Ohne genaue Informationen, Vorstellungen und Intention besteht die Gefahr, etwas anderes zu manifestieren.

Wenn du z.B. eine neue Arbeitsstelle suchst, stelle dir folgende Fragen:

In welchem Bereich möchte ich tätig sein?
Welche Tätigkeiten will ich ausführen?
Wie soll das Arbeitsklima sein?
Wie viel möchte ich verdienen?
Wie viele Stunden möchte ich arbeiten
(evtl. ein Halbtagsjob)?

Je spezifischer die Informationen sind, die du ins Feld gibst, desto präziser wird das Ergebnis sein. Wenn du alles notiert hast, beginne die Übung mit der „sendenden Fokusspirale“ *(siehe Kap. 8.4)*, um bewusst die Informationen direkt ins Quantenfeld zu übertragen.
Rufe zunächst deinen Schutzengel:
„Lieber Schutzengel, bitte komm zu mir, beschütze und leite mich in meinem Vorhaben.“

Rufe anschließend Erzengel Uriel, damit er dir mit seiner sendenden Fokusspirale hilft, die Informationen (hier listest du alle Einzelheiten auf) ins Feld zu senden, um deine ideale Arbeitsstelle zu finden.

Bedanke dich bei Erzengel Uriel und deinem Schutzengel und achte die nächsten Tage darauf, welche Informationen du in Bezug auf eine neue Arbeitsstelle bekommst. Wiederhole diesen Vorgang so oft wie du möchtest.

Denke daran, dass du auch aktiv wirst, um dein Ziel zu erreichen, also z.B. Stellenanzeigen lesen, Bewerbungen schicken und Bekannte über deine Suche informieren.

Anwendung in Bezug auf dich und andere Personen

Beispiel:
Du wünschst dir mehr Liebe, Harmonie und Verständnis in deiner Partnerschaft.

Übung mit Erzengel Chamuel

(Du kannst diese Übung auch zusammen mit deinem Partner machen)

Rufe deinen Schutzengel mit den Worten:
„Lieber Schutzengel, bitte komm zu mir, beschütze und begleite mich bei dieser Übung. Verbinde dich mit dem Schutzengel meines Partners (hier kannst du den Namen deines Partners nennen).“

Nun rufe auch Erzengel Chamuel, damit er mit seiner rosa Himmelsspirale euer Energiefeld und eure Herzen mit Liebe, Harmonie, Empathie und Verständnis umhüllt.

Genieße diesen Prozess solange wie du möchtest und spüre was sich in dir verändert. Bedanke dich bei den Engeln. (Du kannst diese Übung so oft wie du möchtest wiederholen, um das Ergebnis zu intensivieren).

Anwendung an anderen Personen

Beispiel 1:
Deine Freundin Tina muss eine Examensarbeit schreiben, fühlt sich unsicher, gestresst und hat Angst, dass sie es nicht schafft.

Übung mit Erzengel Jophiel
Rufe deinen Schutzengel mit den einfachen Worten:
„Lieber Schutzengel, bitte komm zu mir, beschütze und leite mich in meinem Vorhaben. Verbinde dich mit dem Schutzengel von Tina.“

Nun rufe auch Erzengel Jophiel, damit er ihr mit seiner goldgelben Himmelsspirale des Wissens hilft, alles, was sie für das Examen braucht, leicht zu lernen und sich während der Prüfung an die Inhalte zu erinnern.

Bitte Erzengel Jophiel, die Energie seiner Himmelsspirale so lange aufrecht zu erhalten, wie es für Tina nötig ist, um die Prüfung zu bestehen und bedanke dich bei allen Engeln.

Beispiel 2:
Ein Bekannter von dir ist angeklagt und muss vor Gericht. Er befürchtet, dass das Urteil nicht gerecht ausfallen wird.

Übung mit Erzengel Michael

Rufe deinen Schutzengel mit den einfachen Worten:
„Lieber Schutzengel, bitte komm zu mir, beschütze und leite mich in meinem Vorhaben. Verbinde dich mit allen Schutzengeln der Personen (es ist nicht wichtig die Namen zu kennen), die an der Gerichtsverhandlung beteiligt sein werden (Richter, Staatsanwalt, Rechtsanwälte, Kläger, Angeklagter, Zeugen und andere).“

Nun rufe Erzengel Michael und bitte ihn, mit seiner Himmelsspirale während der Gerichtsverhandlung auf alle zu wirken, die an ihr teilnehmen, um göttliche Gerechtigkeit walten zu lassen.

Bitte Erzengel Michael, die Energie seiner Spirale so lange aufrecht zu erhalten, wie es nötig ist und bedanke dich bei allen Engeln.

10

Bewusstsein erschafft Realität

In der Quantentheorie heißt es: Bewusstsein steuert die Realität. Die wichtige Frage, die sich hier stellt, ist: Welches Bewusstsein habe ich und woher weiß ich, auf welcher Bewusstseinsstufe ich mich befinde?

Diese Frage ist eigentlich ganz leicht zu beantworten. Schau dir einfach dein Leben an, denn dieses spiegelt dein jetziges Bewusstsein wider. Die Realität, die du im Moment erlebst, ist meist durch das „unbewusste Bewusstsein" geprägt.

Wenn du nun deine jetzige Realität beobachtest und sie gefällt dir nicht, dann ist es höchstwahrscheinlich, dass du nicht weißt, wie sie zustande gekommen ist. Denn wüsstest du das, würdest du bestimmt dein Bewusstsein verändern, um die Realität zu erschaffen, die du dir wünschst.

Was ist eigentlich Bewusstsein?

Es ist das Tor zwischen Sichtbarem und Unsichtbarem, bzw. Bewusstem und Unbewusstem. Durch deine Vorstellungskraft und die Macht deiner Gedanken nimmt die

Lichtenergie Form an. Doch erst durch deine Gefühle wird diese Form belebt – das ist der Schöpfungsvorgang. Diesen Prozess hältst du ständig in Gang, deshalb bist du der Schöpfer deiner Welt bzw. deiner Realität.

Lichtenergie nimmt zwar augenblicklich die Form an, die in deinen Gedanken enthalten ist, aber weil deine Gedanken nicht immer von starken Gefühlen begleitet werden, nehmen sie nicht immer Existenz an.

Damit deine Vision eine Form im morphogenetischen Feld annehmen und zur Realität werden kann, müssen die Gedanken und Gefühle, die du dazu hast, intensiv genug sein und mehrmals wiederholt werden. Da Menschen im Allgemeinen eher dazu neigen, an eine negative Realität zu glauben, fällt es ihnen anfangs schwer, den Teufelskreis aus Gefühlen der Angst und Wut zu durchbrechen.

Werde dir bewusst, dass Gedanken aus Lichtenergie bestehen, also aus Elektronen verschiedener Frequenzstufen. Eine reine Energie, die nicht zerstörbar, sondern nur veränderbar ist. Diese bleibt für immer im Feld, wenn sie erst mal Form angenommen hat und kann nur durch neues Bewusstsein verändert werden.

Nach dem Gesetz des Karmas *„Du erntest was du säst“*, musst du mit deinen negativen Gedanken besonders vorsichtig sein, damit sie sich nicht manifestieren. Deshalb empfehle ich dir, sobald sie auftauchen sofort die Feuerspirale *(Kapitel 8)* anzuwenden.

Nur durch ein neues Bewusstsein kannst du eine wahre Veränderung in deinem Leben bewirken. Dieses wiederum setzt voraus, dass du eine klare Intention,

Gedanken und Gefühle voller Liebe, Gutmütigkeit und Verständnis aus deinem Herzen aussendest.

Bewusstsein und Herzenergie

Wie stark die Ausstrahlung des Herzens ist, zeigt die erstaunliche Entdeckung des HeartMath Institute über das enorme Magnetfeld des Herzens – die elektrische Komponente dieses Feldes ist etwa 60 Mal stärker als die des Gehirns. Die magnetische Komponente ist sogar bis zu 5000 Mal stärker und kann noch mehrere Meter vom Körper entfernt gemessen werden *(vgl. H. Kuntz, 2017).*[11]

Dieses Herz-Feld pulsiert und sendet komplexe rhythmische Muster durch den ganzen Körper, wodurch offenbar eine Vielzahl von Prozessen beeinflusst wird – auch unser Gehirn synchronisiert sich auf diesen elektromagnetischen Puls.

Die Forscher am HeartMath Institute berichten, dass negative Emotionen ein sehr gestörtes rhythmisches Muster hervorrufen. Liebe, Freude und andere positive Emotionen hingegen, erzeugen sehr harmonische und gleichmäßige Felder. In Entspannung und Freude synchronisieren sich auch Atem und Blutdruck. Das Herz-Feld stellt damit das synchronisierende Signal für den ganzen Körper bereit, auf das wir uns bewusst einstimmen können.

Um das zu erreichen, empfehle ich dir die Herz Chakra Aktivierung mit Erzengel Chamuel:

Schließe deine Augen und atme ein paar Mal ruhig ein und aus.

Dann rufe Erzengel Chamuel mit folgenden Worten: *„Erzengel Chamuel, bitte aktiviere mein Herz-Chakra mit deiner rosafarbenen, runden Spirale und hilf mir, mein Herzfeld mit Liebe und Gutmütigkeit zu harmonisieren."*

Genieße diesen Vorgang solange du möchtest, spüre wie dein Herzfeld harmonische Frequenzen ausstrahlt und bedanke dich bei Erzengel Chamuel.

Wiederhole diese Übung so oft du möchtest.

Personen, die diese Übung mehrmals angewandt haben, berichteten mir, dass sich sogar ihre Herzrhythmusstörungen gelindert haben.

Jede Veränderung der Schwingung unseres Herzens, wird in unseren Zellen und somit auch in unserer Aura gespeichert.

Bewusstsein und Aura

Die Aura ist ein Energiefeld, ein sogenannter Energiekörper, in dem alle deine Gefühle, Gedanken und Überzeugungen gespeichert sind. Sie ist eine Art Schutzfeld und bewahrt uns vor Fremdeinflüssen und Gefahren.

In ihr sind unsere Werte, Qualitäten und unser Gefühlszustand deutlich wahrzunehmen. Krankhafte und heilende Energie sowie unsere „Verhaltensmuster" sind in unserer Aura für die meisten Menschen klar erkennbar. Unsere Gefühle und Gedanken können die Aura umgehend verändern. Jede Zelle unseres Körpers ist von Licht umgeben.

Positive Gefühle bringen die Zellen zum Strahlen, negative Gefühle hingegen rauben ihnen das Licht. All dies beeinflusst die Farben und die Ausstrahlung der Aura genauso wie die Persönlichkeit des Menschen.

Unsere Gefühle werden über die Haut (unser größtes Organ) in die Aura ausgesendet und verändern dadurch ihre Farbfrequenz. Die Aura ist gleichzusetzen mit einem Magneten, der alles anzieht was in der gleichen Frequenz schwingt (Gesetz der Resonanz oder Anziehung), sodass ein permanenter Frequenzaustausch mit anderen Menschen, Lebewesen und Situationen stattfindet.

Um die Ausstrahlung der Aura zu stärken, empfehle ich dir, täglich den Quantensprung anzuwenden *(siehe Kap. 10, Der Quantensprung)*.

Die Energiekörper des Menschen

Der Mensch ist viel mehr als nur sein physischer Körper. Ganzheitlich betrachtet ist der menschliche Körper ein Feld, das aus verschiedenen Schichten unterschiedlich schwingender Energie aufgebaut ist.

Da der physische Körper sehr niedrig schwingt, erscheint er uns, als bestünde er aus fester Materie, obwohl uns die moderne Physik inzwischen bewiesen hat, dass auch er aus reiner Energie besteht.

Er wird von feinstofflichen Energieschichten umhüllt, die für das Auge nicht sichtbar sind. Diese Schichten bilden das Energiefeld des Menschen, das auch als die Aura bezeichnet wird.

Physischer Körper

Er ist der einzige Körper, der durch Zeit und Raum begrenzt ist und mit dem sich die Medizinforschung hauptsächlich beschäftigt. Er spiegelt unseren aktuellen Energiezustand wider. Mit ihm haben wir die Möglichkeit, durch das Gesetz der Polarität ungelöste Probleme und Energien zu erkennen und zu transformieren.

Ätherkörper

Der Ätherkörper („Äther“ = Zustand zwischen Materie und Energie) ist das genaue Abbild des physischen Körpers. Der Ätherkörper hat die dichteste Energieschicht von allen Energiekörpern. Auf dieser Ebene werden alle physischen Empfindungen wahrgenommen, besonders die schmerzhaften und die sogenannten „Phantomschmerzen.“ Dieser Körper ist der Träger der Lebensenergie und umgibt alle Lebewesen. Wenn das Leben Gestalt annimmt, bildet der Ätherkörper die Chakren, mit denen er den physischen Körper mit Lebensenergie *(Chi/Prana),* versorgt. Ist der Ätherkörper stark, fühlen wir uns aktiv und genießen den körperlichen Kontakt, Sexualität oder Vitalität. Auch die einfachen Sinnesfreuden wie Riechen, Schmecken, Tasten, Hören und Sehen sind an den Ätherkörper gebunden. Ist er jedoch schwach, fühlen wir uns insgesamt kraft- und lustlos; jegliche körperliche Aktivität, Sexualität oder sogar die Nahrungsaufnahme können dann zur Qual werden.

Astralkörper
Er besteht aus dem Emotional- und dem Mentalkörper.

Emotionalkörper (Gefühle)
Der Emotionalkörper ist mit der rechten Hemisphäre des Gehirns und der weiblichen YIN-Energie verbunden.

Er besteht aus unseren Gefühlen, Sinnen und Wünschen. Vom Energiezustand dieses Körpers hängt es ab, welche Erfahrungen und Situationen wir in unserem Leben anziehen.

Der Emotionalkörper ist heute bei fast allen Menschen in großem Ungleichgewicht. Die rationale Denkfähigkeit (IQ) wird mehr verlangt und beansprucht, der emotionale Teil (EQ) hingegen vernachlässigt.

Mit einem starken und aufgeladenen Emotionalkörper lieben und achten wir uns selbst, fühlen uns wohl, haben ein intensives Gefühlsleben und ein gutes Selbstbewusstsein. Ist er hingegen schwach, sind wir zu keinen intensiven Gefühlen fähig oder verdrängen diese. Mit einem starken, aber mit negativen und stagnierenden Energien aufgeladenen Emotionalkörper, haben wir Schuldgefühle und sind deprimiert, weil wir uns nicht so annehmen, wie wir sind.

Mentalkörper (Gedanken und Überzeugungen)
Der Mentalkörper ist mit der linken Hemisphäre des Gehirns und der männlichen YANG-Energie verbunden. Er steht mit der Welt unserer Überzeugungen, abstrakten und spezifischen Gedanken sowie mit all unseren Erfahrungen in Beziehung und verändert sich mit ihnen.
Je klarer und präziser unsere Gedanken sind, desto klarer

ist die Energie unseres Mentalkörpers. Wir können ihn stärken, indem wir uns immer wieder auf positive Gedanken konzentrieren. Unser Energiekörper ist enorm beeinflussbar und zwar in beide Richtungen: Positive Gedanken stärken und negative schwächen ihn.

Mit einem gesunden, ausbalancierten Mentalkörper erreichen wir ein Gleichgewicht zwischen Intuition und Rationalität sowie Klarheit. Wir gewinnen wieder Freude am Leben und öffnen uns für neue Ideen. Ist der Mentalkörper schwach, fällt es uns sehr schwer, positiv zu denken und Leichtigkeit zu spüren.

Negative Gedanken hingegen verlangsamen, verdunkeln und verzerren ihn. Sie können sich manifestieren und sind dann als Energieform schwer zu verändern. Lassen wir Gefühle nicht fließen, entsteht im Mentalkörper ein belastender Energiestau, der ein ehrliches Gespräch oder Selbstreflexion nicht zulässt.

Sind die ersten drei Energiekörper im Einklang, fühlen wir uns ausgeglichen und leben in Harmonie mit unserer Kraft und der Umwelt. Sind der Ätherkörper und der Emotionalkörper schwach, der Mentalkörper jedoch stark, leben wir zu sehr in unserem Intellekt, werden kopflastig und beschränken unsere Lebenserfahrungen nur auf die Verstandesebene.

Spiritueller Körper (Glaube und Spiritualität)
Der spirituelle Körper ist der Körper der göttlichen Urenergie und Weisheit. Er wird auch höheres oder kosmisches Bewusstsein genannt.

Er hat die feinstofflichste Energie, die unsere Seele umgibt. Von unserem spirituellen Körper erhält unsere Seele ihr einzigartiges, unterschiedliches Bewusstsein. Dies ist die Ebene der kreativen Intuition.

Der spirituelle Körper steht direkt mit der geistigen Ebene in Verbindung. Hier sind auch Informationen aus vergangenen Leben gespeichert. Heben wir unser Bewusstsein auf diese Ebene an, sind wir an die göttliche Quelle angeschlossen und fühlen uns als Teil von ihr. Menschen, denen dies bereits gelungen ist, haben Zugang zu Informationen, die mit normalen Sinneswahrnehmungen nicht erfahrbar sind sowie das Potenzial zu jeder Art von Channeling und geistigem Heilen.

Ist der spirituelle Körper gesund und stark, haben wir Zugang zu besonderen Inspirationen und neuen Erkenntnissen und erhalten Wahrheiten über uns selbst, wichtige Informationen über die Menschheit und das Universum.

Mit einem geschwächten spirituellen Körper jedoch, haben wir keinen Zugang zum göttlichen Energiefeld und fühlen uns unvollkommen. Je schwächer dieser Körper ist, desto mehr sind wir mit der Materie verhaftet und finden keinen Zugang zu den unendlichen Möglichkeiten der göttlichen Quelle.

Um alle Energiekörper in Balance zu halten, ist es wichtig sie regelmäßig mit hochfrequenten Energien zu versorgen. Dies wird am einfachsten mit der Anwendung der Himmelsspiralen erreicht.
In der nachfolgenden Abbildung sehen wir, wie Bewusstsein Realität steuert.

Auf der linken Seite wird deutlich, wie ein niedriges Bewusstsein und die fehlende Verbindung zur göttlichen Quelle, negative Gefühle, Gedanken und Überzeugun-

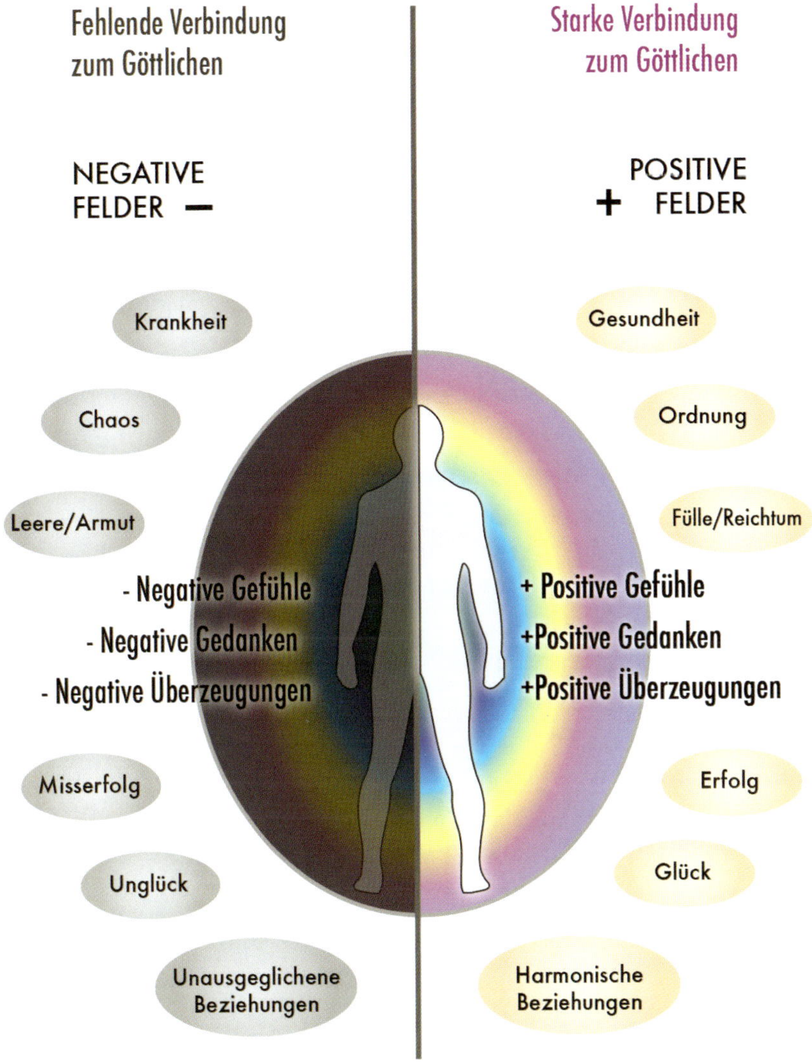

gen die entsprechende Realität erschaffen.

Die rechte Seite hingegen zeigt, wie ein höheres Bewusstsein und eine starke Verbindung zur göttlichen Quelle, positive Gefühle, Gedanken und Überzeugungen ein glückliches Leben erschaffen.

Verändere dein Bewusstsein mit den Engelquantenspiralen

Erinnere dich, dass es sich bei diesen Spiralen um Lichtenergien eines höheren Bewusstseins und vollkommener Liebe handelt, die durch deine Intention gesteuert werden.

Dass du jetzt gerade dieses Buch liest, bedeutet, dass du mit dieser Energie in Kontakt stehst und schon eine gewisse Bewusstseinsstufe erreicht hast. Und eins ist ganz sicher: In dieser Bewusstseinsstufe bist du in der Lage, deine Realität durch deine Intention zu verändern.

Bist du jetzt bereit für eine Veränderung?

Dann folge der Anleitung zum „Quantensprung“ und verändere dein Bewusstsein in zwei einfachen Schritten.

„Der Quantensprung“
Anleitung zur Bewusstseinsveränderung in 30 Tagen

Diese Übung kann jederzeit ausgeführt werden, doch am besten wirkt sie morgens nach dem Aufwachen oder abends vor dem Schlafen gehen. Morgens hilft sie dir, deinen Tag ohne unnötigen Ballast zu beginnen und abends ohne deine Probleme einzuschlafen. Diese können sich negativ in deinen Träumen auswirken und dich daran hindern, einen erholsamen und ruhigen Schlaf zu haben, der sehr wichtig ist, damit sich dein Körper regeneriert.

1. Schritt
Rufe deinen Schutzengel und wähle bewusst alle negativen Gefühle, Gedanken, Überzeugungen und Situationen aus, von denen du dich befreien möchtest. (Im Anschluss findest du eine Liste der negativen Gefühle zur Orientierung.)

Bitte dann z.B. Erzengel Zadkiel, die absorbierende Universalspirale vor dir aufzubauen und übergib ihr alles was dich belastet. Natürlich steht es dir frei, mit Engeln aus allen Chören zu arbeiten. Du kannst dir täglich neu aussuchen, welcher Engel dir mehr zusagt.

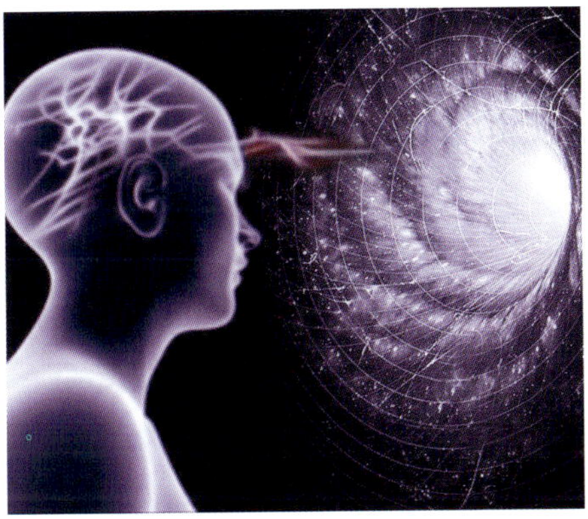

Abb.: Absorbierende Universalspirale

Beispiel-Übung am Morgen:
Nach dem Aufwachen stellst du fest, dass du keine Lust hast aufzustehen, denn du fühlst dich antriebslos: In der Firma erwartet dich ein unangenehmes Arbeitsklima und dich plagen Existenz- und Zukunftsängste. Gemäß dem Quantenphänomen „Bewusstsein erschafft und steuert Realität“

läufst du Gefahr, diese Realität zu manifestieren.

Deshalb ist es wichtig, dich täglich von jeglichem negativen Ballast zu befreien – mit Hilfe deines Schutzengels und der absorbierenden Universalspirale des Engels, den du dir ausgesucht hast.

Eine negative Situation kann mehrere Ursachen haben, derer wir uns nicht bewusst sind. Dein Schutzengel jedoch kennt diese. Aus diesem Grund ist es wichtig, die gesamte Situation in die Universalspirale abzugeben und zu vertrauen, dass sie mit all ihren Aspekten transformiert wird.

Beispiel-Übung am Abend:
Nach einem schwierigen Tag – nichts hat so geklappt, wie du es dir vorgestellt hattest – schwanken deine Gefühle zwischen Verärgerung und Mutlosigkeit. Jetzt ist es wichtig, nicht mit diesen Gefühlen einzuschlafen und dich von ihnen entmutigen zu lassen. Gib einfach alles in die Universalspirale ab und vertraue darauf, dass sie alles transformiert, damit du am nächsten Morgen erleichtert aufwachen kannst.

Liste der negativen Gefühle
arrogant, abgespannt, aggressiv, angeekelt, angespannt, ängstlich, angreifend, ärgerlich, argwöhnisch, aufgebracht, ausgelaugt, beängstigt, bedrängt, bedrückt, befangen, befremdet, beklommen, bekümmert, belastet, beleidigt, beschämt, besorgt, bestürzt, betroffen, betrübt, beunruhigt, bitter, blockiert, bösartig, brummig, daneben, depressiv, deprimiert, distanziert, dumpf, durcheinander, eifersüchtig, einsam, ekelerfüllt, empfindlich, empört, energielos,

entmutigt, entrüstet, entsetzt, enttäuscht, ermüdet, ernüchtert, erregt, erschlagen, erschöpft, erschrocken, erzürnt, feindselig, feststeckend, frustriert, furchtsam, feindlich, gehässig, gehemmt, geladen, gelangweilt, gemein, gequält, gereizt, gestört, gewalttätig, gleichgültig, griesgrämig, grantig, hasserfüllt, herabgewürdigt, hilflos, hitzköpfig, hoffnungslos, irritiert, jämmerlich, kalt, kraftlos, launisch, leer, lüstern, lustlos, masochistisch, missmutig, misstrauisch, mies, müde, mürrisch, mutlos, neidisch, nervös, niedergeschlagen, niederträchtig, nachtragend, ohnmächtig, panisch, peinlich, perplex, pessimistisch, ratlos, ruhelos, rasend, rachsüchtig, sauer, sadistisch, scheu, schläfrig, schlapp, schmollend, schockiert, schuldig, selbstkritisch, selbstverachtend, scheußlich, schmerzerfüllt, schwermütig, schwunglos, skeptisch, sorgenvoll, strapaziert, streitlustig, teilnahmslos, träge, traurig, trübselig, überdrüssig, überfordert, überlastet, unangenehm, unbehaglich, unbeteiligt, ungeduldig, ungehalten, ungemütlich, unglücklich, unklar, unnahbar, unruhig, unschlüssig, unsicher, unwohl, unzufrieden, verängstigt, verärgert, verbittert, verkrampft, verlegen, verletzbar, verletzt, verloren, verrückt, verschlossen, verschreckt, verspannt, verstimmt, verstört, verunsichert, verwirrt, verzagt, verzweifelt, vorwurfsvoll, weinerlich, widerwillig, wütend, zappelig, zerknirscht, zermürbt, zerrissen, zittrig, zögerlich, zornig, zurückgewiesen, zynisch.

2. Schritt
Wähle jetzt bewusst, welche positiven Gefühle, Gedanken und Überzeugungen du haben möchtest. (Im Anschluss findest du eine Liste der positiven Gefühle zur Orientierung.)

Bitte die Engel deiner Wahl, dir all diese Eigenschaften und Frequenzen durch ihre Himmelsspiralen zu übertragen. So kannst du sie über dein Energiefeld ausstrahlen und Menschen und Situationen mit genau diesen Energien wie ein Magnet in dein Leben anziehen.

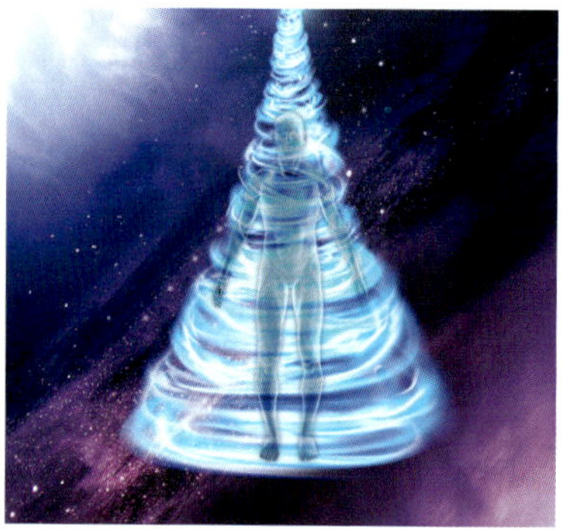

Abb.: Himmelsspirale

Beispiel-Übung am Morgen:
Du hast dich entschieden, deine Situation zu verändern und erfolgreich zu werden.

Wähle nun bewusst alle Aspekte, die dir zu deinem Erfolg verhelfen (z.B. Stärke, Zuversicht, Inspiration, Selbstbewusstsein, Ideenreichtum, Tatendrang, Fröhlichkeit, Leichtigkeit, Vertrauen, Optimismus, Weisheit, Kreativität, Selbstvertrauen und Dankbarkeit).

Bitte nun die Engel, alle diese Energien über ihre Himmelsspiralen deinen Energiekörpern zuzuführen. Je bewusster du darum bittest, dass deine Aura mit diesen positiven Energien aktiviert wird, desto schneller wirst du die Realität, die du dir wünschst, erleben und verwirklichen. Genieße diesen Zustand und verbleibe solange darin, wie du möchtest.

Beispiel-Übung am Abend:
Damit die Engel auch nachts für dein Glück sorgen, bitte sie, dir im Schlaf alle Erfolgsenergien über ihre Himmelsspiralen zuzuführen.

Liste der positiven Gefühle
angeregt, amüsiert, akzeptierend, aufgeweckt, aufrichtig, aufmerksam, ausgeglichen, ausgelassen, ausgeruht, authentisch, beeindruckt, beflügelt, befreit, befriedigt, begeistert, behaglich, belebt, belustigt, berauscht, beruhigt, berührt, beschwingt, beständig, bewegt, bezaubert, couragiert, dankbar, echt, einladend, einfallsreich, empfänglich, energiegeladen, energetisch, energisch, engagiert, enthusiastisch, entlastet, entschlossen, entspannt, entzückt, erfreut, effizient, erfrischt, erfüllt, ergriffen, ergeben, erheitert, erleichtert, ermuntert, ermutigt, erstaunt, erwartungsvoll, euphorisch, exzellent, fasziniert, feinsinnig, frei, freudig, freundlich, friedlich, froh, fröhlich, fürsorglich, geborgen, geduldig, geehrt, geerdet, gefasst, gelassen, geliebt, gemütlich, gerührt, geschützt, gesellig, gesegnet, gesund, glücklich, glückselig, gütig, großartig, großzügig, harmonisch, heiter, hellwach, herzlich, hingerissen, hocherfreut,

hoffnungsvoll, inspiriert, interessiert, intelligent, jugendlich, klar, kindlich, kraftvoll, kontaktfreudig, kommunikativ, konstruktiv, kooperativ, kreativ, kühn, lebendig, lebhaft, lebenslustig, leicht, leidenschaftlich, liebevoll, locker, lustig, lustvoll, meditativ, motiviert, munter, mutig, nah, neugierig, offen, optimistisch, präsent, produktiv, privilegiert, respektvoll, ruhig, sanft, schwungvoll, selbstsicher, selig, sensibel, sicher, sorgenfrei, sorglos, sonnig, spontan, stabil, still, stolz, strahlend, stressfrei, süß, tapfer, tatkräftig, teilend, tolerant, überglücklich, überrascht, überschäumend, überschwänglich, überwältigt, unbekümmert, unbeschwert, unerschütterlich, ungezwungen, unschuldig, verblüfft, vergnügt, verliebt, verspielt, verständnisvoll, vertrauensvoll, verwundert, verzaubert, verzückt, vollwertig, vollkommen, wach, warmherzig, wissbegierig, wohl, wunderschön, zärtlich, zufrieden, zulassend, zugänglich, zugeneigt, zugewandt, zuhörend, zutraulich, zuversichtlich.

Die 3 Phasen des Quantensprungs

Tag 1-7 – Startphase:
Du hast dich entschlossen, dein Leben zu verändern, eine neue Realität zu erschaffen und Wunder zu erleben. Du machst täglich die Übung, mit Begeisterung und Willenskraft.

Tag 8-14 – Widerstandsphase:
Diese Phase ist eine Übergangsphase. Du hast dich noch nicht ganz von früheren Gefühlen und Situationen gelöst

und eine neue Realität hat sich noch nicht manifestiert.

Jetzt ist es wichtig, Geduld zu wahren und Willenskraft zu zeigen. Ein kleiner Tipp: Bitte Erzengel Jophiel, dir über seine Himmelsspirale Geduld und Willensstärke zu schenken.

Tag 15-30 – Stabilisierungsphase:
Langsam aber sicher manifestiert sich deine neue Realität. Zwar ist die alte noch nicht vergessen, aber du merkst, dass dein neues Bewusstsein bereits angefangen hat, deine Realität zu verändern.

Setze die Quantensprung-Übung so lange wie möglich fort, um noch eindrucksvollere Ergebnisse zu erzielen. Denn jede Transformation zerstörender Lebensmuster, die du in dir bewirkst und jede Heilung, die in dir stattfindet, trägt dazu bei, die Frequenzen der krankmachenden Energien im Kollektiven Feld zu heilen.

Persönliches höheres Bewusstsein verändert das kollektive Feld

Wie sehr jeder Einzelne die Menschheit beeinflussen kann und dass wir keineswegs so schwache Wesen sind, wie man uns glauben machen will, beschreibt Dr. David Hawkins in seinem Buch „Power vs. Kraft“:

> *„In diesem Universum, in dem alles miteinander verbunden ist, bewirkt jede Verbesserung, die wir in unserem persönlichen Leben machen, eine Verbesserung für die gesamte Menschheit. Wir bewegen uns alle auf einer kollektiven Bewusstseinsebene der Menschheit, so dass jede positive*

Veränderung, die wir hinzufügen, letztendlich zu uns zurückkehrt. Wir alle tragen durch unsere Bemühungen zum gemeinsamen Aufstieg bei, welches sich auf die ganze Welt positiv auswirkt. Es ist eine wissenschaftliche Tatsache, dass alles was gut für dich ist auch gut für mich ist.“ [12]

Nach 29 Jahren intensiver Forschung kam Dr. Hawkins zu folgenden beeindruckenden Ergebnissen:

- Jeder Mensch, der ein höheres Bewusstsein erreicht hat und auf der Frequenz des Optimismus und der Urteilsfreiheit schwingt, kompensiert die negative Energie von 90.000 Personen, die auf niedrigeren Ebenen schwingen.
- Jeder Mensch, der ein höheres Bewusstsein erreicht hat und auf der Frequenz der reinen Liebe, Wertschätzung und Respekt für alle Lebewesen schwingt, kompensiert die negative Energie von 750.000 Personen, die auf niedrigeren Ebenen schwingen.
- Jeder Mensch, der ein höheres Bewusstsein erreicht hat und auf der Frequenz der Erleuchtung, Glückseligkeit und des tiefen Friedens schwingt, kompensiert negative Energie von 10.000.000 Personen, die auf niedrigeren Ebenen schwingen.
- Jeder Mensch, der ein höheres Bewusstsein erreicht hat und auf der Frequenz der Gnade und des reinen Geistes, der über den Körper hinausgeht schwingt und Eins mit allem ist, kompensiert negative Energie von 70.000.000 Personen, die auf niedrigeren Ebenen schwingen.

Zahlreiche wissenschaftliche Studien haben zudem gezeigt, wie machtvoll und transformierend kollektive Projekte wirken.

Im Jahr 1972 wurde in 24 amerikanischen Städten mit über 10.000 Einwohnern eine Studie[13] durchgeführt, an der jeweils 1% der Stadtbevölkerung teilnahm. Die Teilnehmer wurden mit einer Meditationsmethode angeleitet, das innere Gefühl von Frieden herzustellen, um Gewalt und Verbrechen in diesen Städten zu mindern.

Tatsächlich wurde die Verminderung von Gewalttätigkeiten, Straftaten, Verkehrsunfällen, aber auch der Aufstieg der Wirtschaft und der Börsen festgestellt.

Dieses Experiment wurde viele Male wiederholt, um zu bestätigen, dass die Veränderungen nicht zufällig waren und so wurde beschlossen, das *„Internationale Friedensprojekt im Nahen Osten"* durchzuführen, welches 1988 im Journal of Conflict Resolution[14] veröffentlicht wurde.

Anfang der 80er Jahre, während des Libanon-Israel-Krieges, wurden ausgebildete Teilnehmer an bestimmten Tagen in Kriegsgebiete geschickt, um dort die Meditationstechnik des Friedens anzuwenden.

Während der Meditation wurden weniger Terroranschläge, Verbrechen, Unfälle und Todesfälle verzeichnet. Nach Beenden der Meditation, wurden es wieder umgehend mehr. Man kam daher zum Schluss, dass, wenn eine bestimmte Anzahl bewusster Personen gleichzeitig die Schwingungen des Friedens und der Heilung aussendet, dies eine unmittelbare Auswirkung auf das Umfeld hat.

Darüber hinaus wurde festgestellt, dass sich auch der psychologische und mentale Zustand der Meditierenden übertrug. Dieses Experiment ist eine weitere Bestätigung des Gesetzes der Resonanz nach Hermes Trismegistos *(siehe Wissenswertes)*.

Statistiker haben herausgefunden, welche Mindestanzahl von Menschen notwendig ist, um eine Veränderung im kollektiven Bewusstsein oder einer Situation zu bewirken. Wenn wir nun 1% der Gesamtzahl der Weltbevölkerung nehmen, die ca. 7,6 Milliarden beträgt und die Quadratwurzel daraus ziehen, bedeutet dies, dass ca. 8.700 Menschen benötigt werden, um dies zu erreichen.

Das Schwierige daran ist, dass diese Menschen permanent in der Frequenz des Zustandes schwingen müssen, den sie erreichen wollen, wie beispielsweise Liebe, Frieden, Harmonie und Urteilsfreiheit.

Ich kann nicht mit Bestimmtheit sagen, welche Zahlen wirklich zutreffen, doch die Engel wissen, was wir dafür tun können. Der erste Schritt ist, unser Bewusstsein zu verändern und mit Hilfe der Engel unsere Herzen und Kräfte zu vereinen. So können wir auf himmlische Weise für Frieden, Vereinigung, Überfluss, Heilung, Liebe und Licht in unserem Umfeld und auf der ganzen Welt sorgen.

Es ist an der Zeit, das negative Karma zu durchbrechen, das jahrhundertelang die Menschheit davon abhält, im Einklang miteinander zu leben.

Hierzu vermittelte mir Erzengel Michael folgende Botschaft:

„Dies ist die Revolution der Engel"
„Erwachet! Merkt ihr nicht, wie viel Dunkelheit
die Welt durchdringt?
Es braucht eine Revolution ganz besonderer Art!
Eine Bewusstseinsrevolution,
die aus Licht und Liebe besteht.
Übernehmt die Verantwortung für eure Kraft!
Lasst euch nicht von der Macht
der kollektiven Angst manipulieren.
Entmachtet sie durch ein höheres Bewusstsein!
Wir Engel unterstützen euch dabei!
Gemeinsam schaffen wir es!
Die Spiralen sind ein Lichtwerkzeug
und mit ihren höheren Schwingungen
des Lichtes und der Liebe,
werden sie die ganze Welt durchdringen!
Denn nur diejenigen, die fest daran glauben,
die Welt verändern zu können,
sind diejenigen, die sie verändern werden."

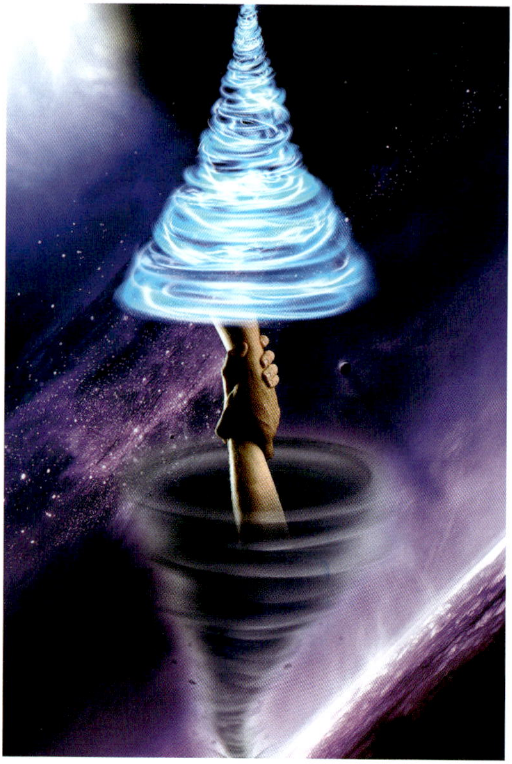

Die Spiralen sind ein kraftvolles Hilfsmittel der Engel, die wie eine helfende Hand wirken. Ihre häufige Anwendung kann uns aus den negativen Feldern, in denen wir uns gefangen fühlen, befreien und uns in lichtvolle Dimensionen führen. Nur dort kann sich Glück, Leichtigkeit, Fülle, Harmonie und Kreativität entfalten.

Willst du einer der Menschen sein, der durch sein höheres Bewusstsein eine große Veränderung in der Welt bewirkt? Dann übernimm die Verantwortung, täglich etwas dafür zu tun.

11

AQS Field Transformation
Veränderung leicht gemacht

AQS Field Transformation gehört zu den Basisanwendungen der Methode der Wunder und basiert auf der Theorie des Quantenfeldes *(siehe Wissenswertes – Quanten phänomene)*. Jede Situation ist mit ihren Ursachen im Quantenfeld gespeichert. Je niedrigschwingender das Feld einer Situation und unser Bewusstsein, umso größer ist meist das Problem. Bei den meisten Methoden ist es wichtig, zuerst herauszufinden, was die Schwierigkeiten verursacht hat, bevor es zur Lösung geht. Für die Engel jedoch hat Priorität, unser Bewusstsein und die Energie des Feldes anzuheben. Ein treffendes Zitat welches Albert Einstein zugeschrieben wird, ist:

„Kein Problem wird durch dasselbe Bewusstsein gelöst, das es erschaffen hat.“

AQS Field Transformation hilft dir, mit dem Bewusstsein der Engel und den hohen Schwingungen ihrer Spiralen auf eine einfache Weise zu einer Lösung zu gelangen. Sie harmonisieren das Feld der Situation und verändern dein Bewusstsein, ohne dass dein Verstand dich dabei hindert.

Vorbereitung einer Session

Um zu beginnen, brauchst du nicht viel: Am wichtigsten sind deine Hände – dann musst du nur noch die Übung gut durchlesen, dich mit den 3 Vorbereitungsspiralen verbinden und das AQS Engelspiralen Diagramm *(siehe Seite 224)* anwenden.

Es ist wichtig, dich vor jeder Session energetisch vorzubereiten und einzustimmen.

- Suche dir einen ruhigen Ort aus, an dem du dich wohl fühlst
- Achte darauf, dass du alleine bist und von niemandem gestört wirst
- Bereite eine schöne Atmosphäre vor, beispielsweise mit sanfter Musik, Kerzen und Düften, die du magst (z.B. mit Räucherstäbchen, Aroma-Öle, Aroma-Kerzen)
- Nun schließe deine Augen

Nimm dir so viel Zeit, wie du für deine Vorbereitung brauchst. Sobald du dich innerlich bereit fühlst, rufe deinen Schutzengel mit liebevollen Worten wie z.B.:
„Mein lieber Schutzengel, bitte komm zu mir, führe und beschütze mich während dieser Session.“

Machst du die Session mit einer anderen Person (dies kann auch auf Abstand geschehen), so sag deinem Schutzengel noch zusätzlich:
„Bitte komme in Kontakt mit dem Schutzengel von (Name der

Person) und gib mir alle Informationen, die für diese Person und diese Session wichtig sind."

Die drei Vorbereitungsspiralen – Himmelsspiralen
Mit den Vorbereitungsspiralen versetzt du dich in einen Zustand, der dir hilft, das bestmögliche Ergebnis zu erzielen. In diesem Zustand bewahrst du Neutralität bzw. Absichtslosigkeit, verstärkst deine außersinnlichen Fähigkeiten und verbindest dich mit der göttlichen Synchronizität *(siehe Seite 143)*.

Vorbereitungsspirale 1:
Die Neutralisationsspirale von Erzengel Gabriel und Michael

- Rufe nun die Erzengel Gabriel und Michael, fühle ihre Energien und empfange die Neutralisationsspirale.

Vorbereitungsspirale 2:
Die Außersinnliche Wahrnehmungs-Spirale von den Erzengeln Raziel, Haniel, Ariel und Melchizedek

- Rufe nun die Erzengel Raziel, Haniel, Ariel und Melchizedek, fühle ihre Energien und empfange die ASW Spirale.

Vorbereitungsspirale 3:
Die Synchronisationsspirale von Erzengel Jophiel

- Rufe nun Erzengel Jophiel, fühle seine Energie und empfange die Synchronisationsspirale.

Ausführung einer Session

1. Thema aussuchen und Feld messen

- Suche das Thema aus, das bearbeitet werden soll. Achte dabei darauf, keine geschlossenen Fragen zu stellen, d.h. solche, die nur mit Ja oder Nein beantwortet werden können. Ziel der Session ist es, das Thema soweit zu transformieren, wie es für den Augenblick möglich ist.
- Ein wichtiges Hilfsmittel sind deine Hände – mit ihnen testest du das Feld des Themas. Lege fest, was jede Hand repräsentieren soll, z.B. die rechte Hand steht für dich oder die Person, für die du die Session ausführst und die linke Hand für das Thema, das bearbeitet werden soll.
- Habe die klare Intention, dass sich zwischen deinen Händen das Feld des Themas zeigt. Spüre, wie sich das Feld zwischen deinen Händen anfühlt. Ist es kalt oder warm, elastisch, klebrig, zäh oder starr? Fühlt es sich wie ein Luftballon oder eher wie eine Zementwand an? Die Beschaffenheit des Feldes gibt uns wichtige Informationen zum Thema.

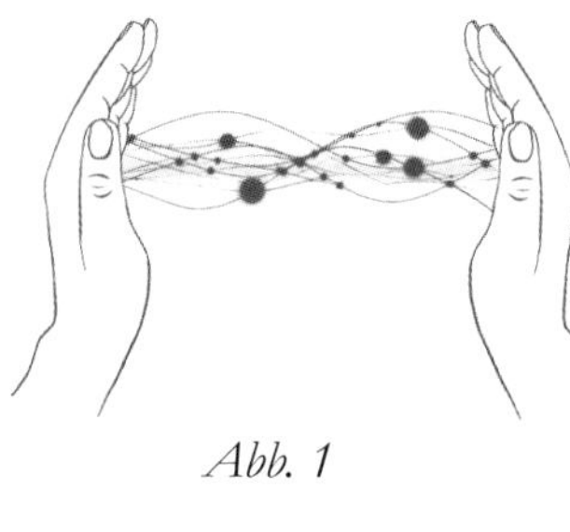

Abb. 1

- Versuche nun, beide Hände langsam zusammenzuführen und spüre den Widerstand.

- Der Abstand zwischen den Händen ist ein weiterer wichtiger Hinweis. Je größer der Abstand, desto weiter entfernt bist du von der Lösung.

Hinweis: Solltest du keinen Widerstand spüren, kann das folgende Gründe haben:

- Das Thema ist nicht richtig formuliert:

  Du fragst z.B.: „*Was hindert mich daran, mit Peter eine Partnerschaft einzugehen?.*“ Da Peter im Moment keine Partnerschaft eingehen will, wäre es besser, zu fragen: „*Was hindert mich daran, einen Idealpartner zu finden, der für eine Beziehung bereit ist?*“;
  oder du hast eine geschlossene Frage gestellt
- Das Thema bildet kein Feld:

  Wenn du ein zukünftiges Ereignis bearbeiten willst, z.B. ein Projektmeeting, und es bildet sich kein Feld, bedeutet das höchstwahrscheinlich, dass das Ereignis nicht stattfinden wird (z.B. das Projekt wird abgesagt)
- Das Thema hat keine Priorität
- Wähle besser ein anderes Thema
- Das Thema ist kein wirkliches Problem
- Du bist bei diesem Thema befangen

  Setze noch einmal die Neutralisationsspirale ein
- Du hast noch keine große Erfahrung mit Energiemethoden

Setze noch einmal die ESP Spirale ein um deine außersinnliche Wahrnehmung zu stärken.

2. Thema visualisieren und Engelspiralen einsetzen

- Bleib konzentriert und denke weiterhin an das Thema
- Bitte deinen Schutzengel, dir ein Bild zu diesem Thema zu geben, denn wir denken immer in Bildern
- Bitte um Führung und fahre intuitiv mit einem Finger deiner linken Hand über das AQS Engelspiralen-Diagramm, bis der Finger an einem bestimmten Punkt stehenbleibt
- Schau dir an, welchen Engel und welche Spiralform du dir ausgesucht hast
- Lass beides auf dich wirken und achte darauf, was dir als erstes in den Sinn kommt *(optional kannst du die entsprechenden Beschreibungen zu dem Engel oder der Spiralart noch einmal im Buch nachschlagen.)*
- Rufe den jeweiligen Engel und fühle die Energie
- Visualisiere dir, die Spirale im Bild *(auch die Person mit der du arbeitest, kann dies gleichzeitig tun)*
- Beobachte, wie es sich nun verändert *(Es ist keine Voraussetzung, die Spirale im Bild zu sehen)*
- Bleibe in diesem Zustand solange du möchtest und öffne die Augen, wenn du soweit bist
- Da wir nicht wissen können, wie lange die tatsächliche Wirkungsdauer der Spirale anhält, sage deinem Schutzengel: *„Zeige mir bitte wie sich das Feld anfühlt, wenn die Spirale ihre volle Wirkung entfaltet hat."*
- Teste jetzt wieder mit deinen Händen das Feld

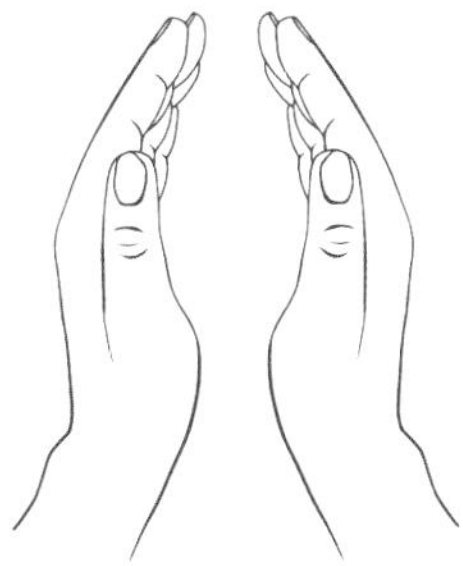

Abb. 2

- Spüre, wie sich die Beschaffenheit des Feldes verändert hat und wie groß der Abstand zwischen deinen Händen nun ist
- Wiederhole den Ablauf mit dem Testen, dem AQS Engelspiralen-Diagramm und dem Visualisieren der jeweiligen Engelspirale, bis die Hände ganz zusammenkommen *(siehe Abb. 3)*
- Die Session ist beendet, wenn sich die Handinnenflächen berühren, wie beim Namaste Gruß
  Das bedeutet jedoch nicht unbedingt, dass das Thema abgeschlossen ist, denn es sind immer nur die Veränderungen möglich, die unsere Seele bereit ist zuzulassen
- Spüre in dich hinein, wann du die nächste Session zu diesem Thema wiederholen möchtest
- Du kannst jeden Tag das gleiche Thema bearbeiten, allerdings ist es nicht ratsam, es mehrmals am Tag zu tun. Es ist auch möglich, ein weiteres Thema zu bearbeiten
  Ich empfehle dir nicht mehr als zwei Themen pro Tag

Erzengel Raziel

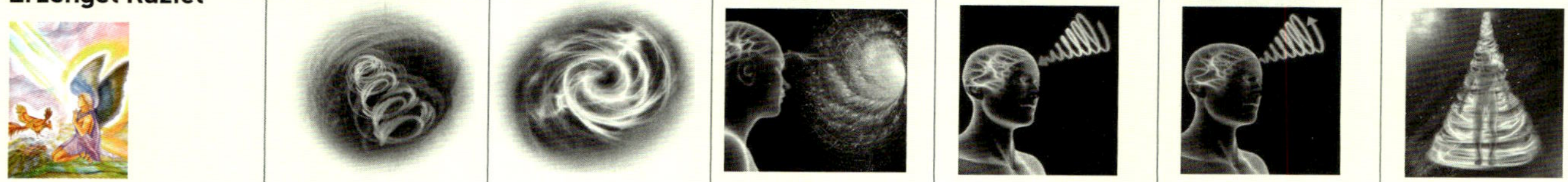

Erzengel Haniel

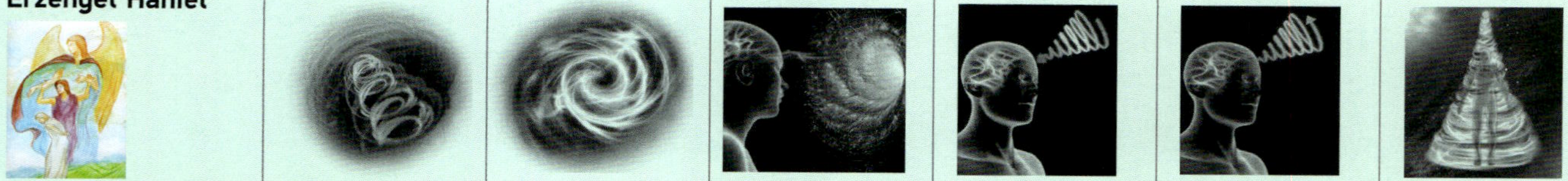

Erzengel Raphael

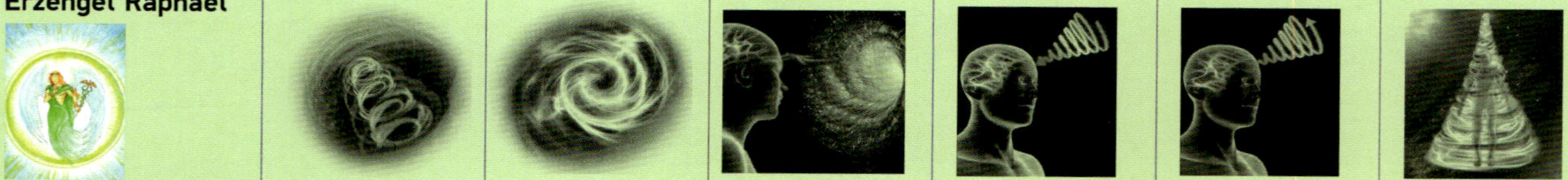

Erzengel Metatron

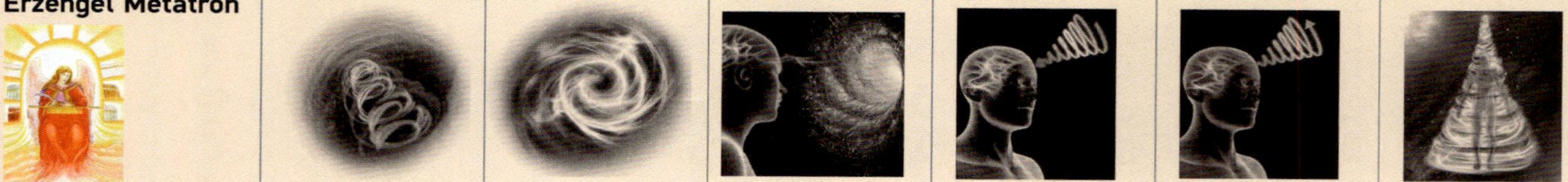

Erzengel Jophiel

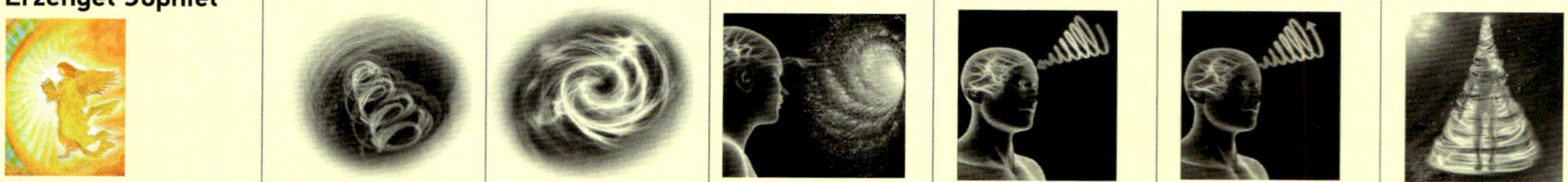

ENGEL

	Tornadospirale	Runde Spirale	Absorbierende Universalspirale	Empfangende Fokusspirale linksdrehend	Sendende Fokusspirale rechtsdrehend	Himmelsspirale
Erzengel Ariel 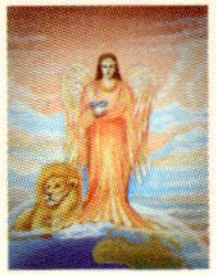	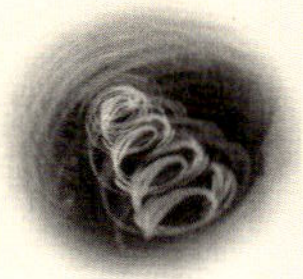	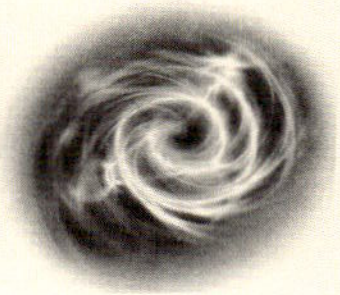	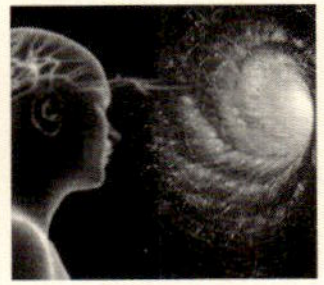	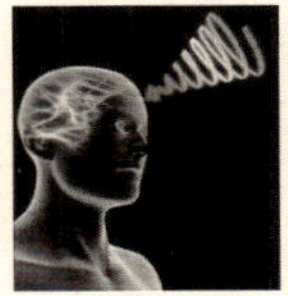	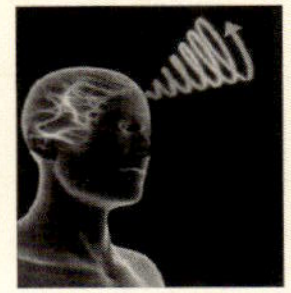	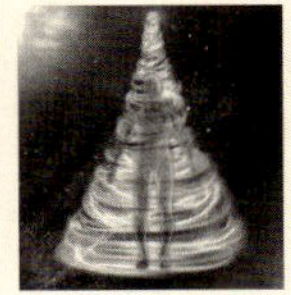
Erzengel Chamuel 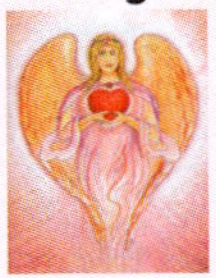	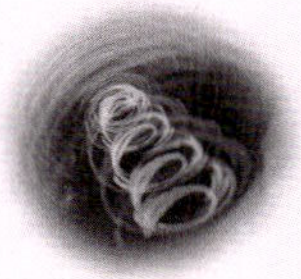	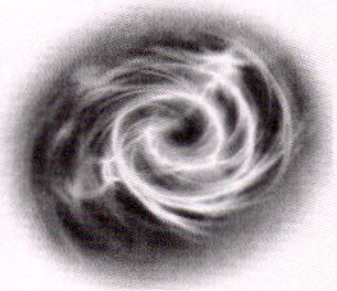	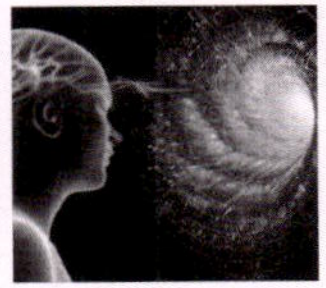	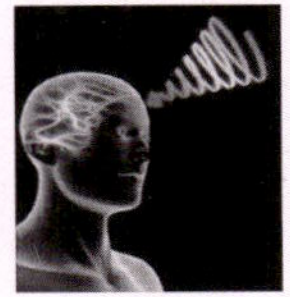	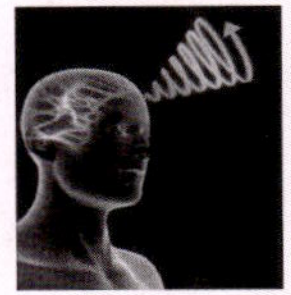	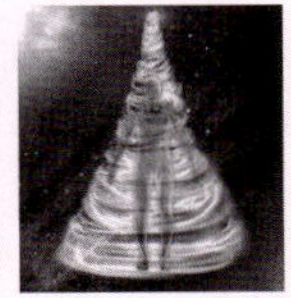
Erzengel Uriel 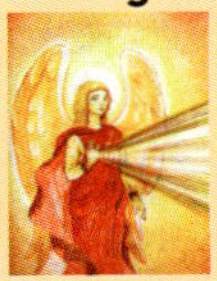	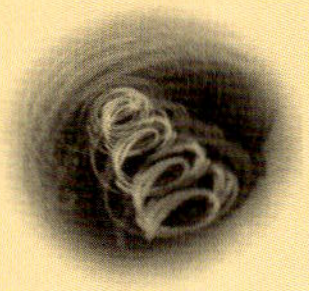	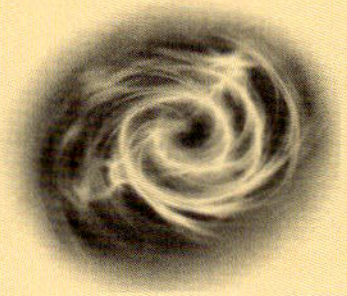	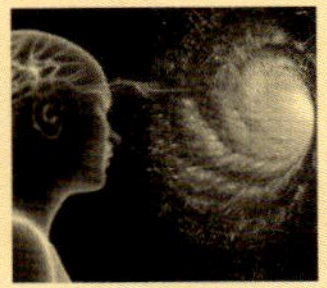	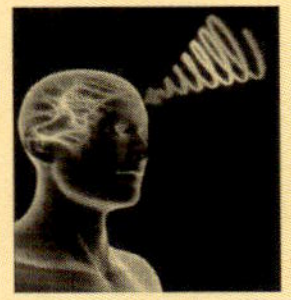	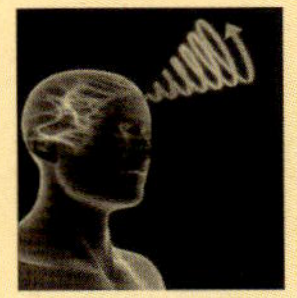	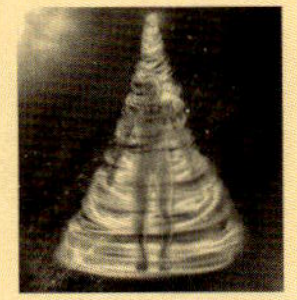
Erzengel Michael 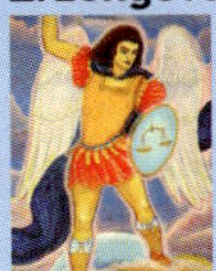	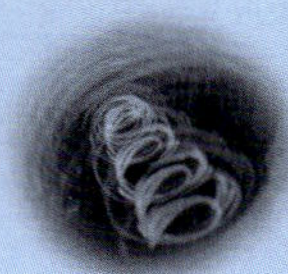	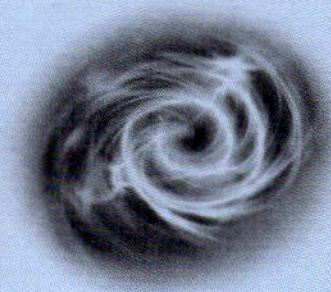	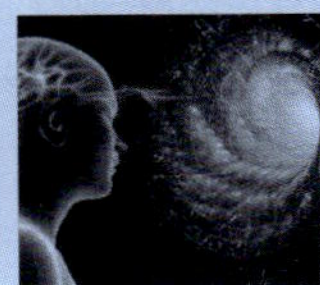	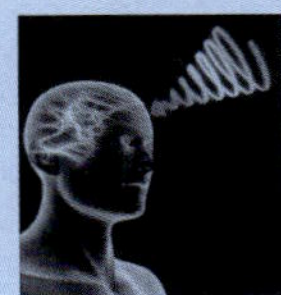	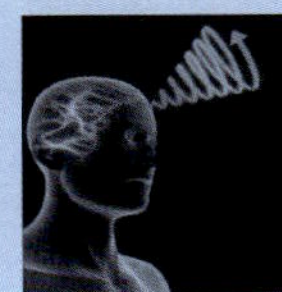	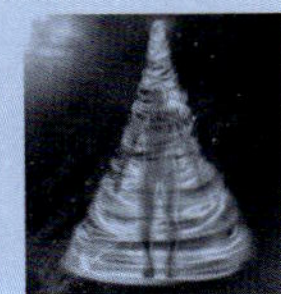
Erzengel Gabriel 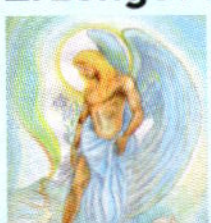	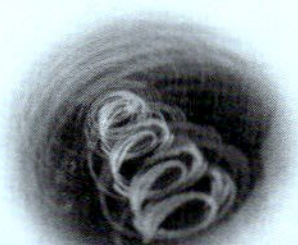	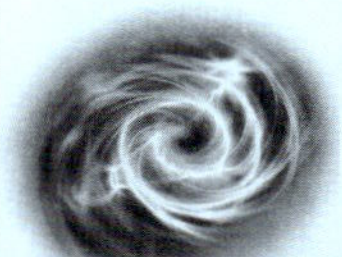	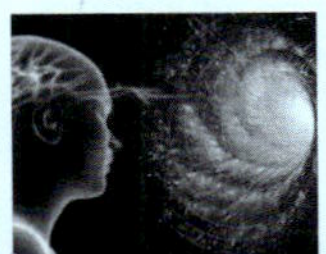	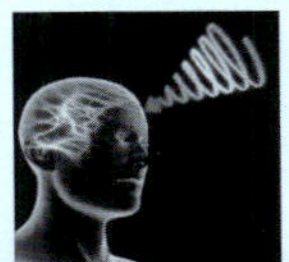	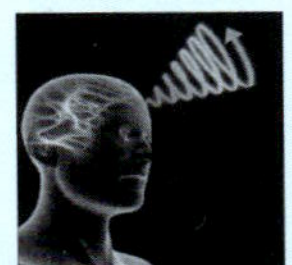	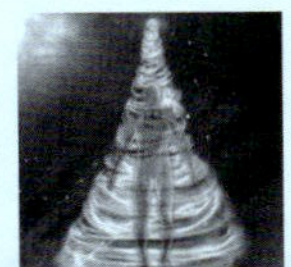

Die Mächte

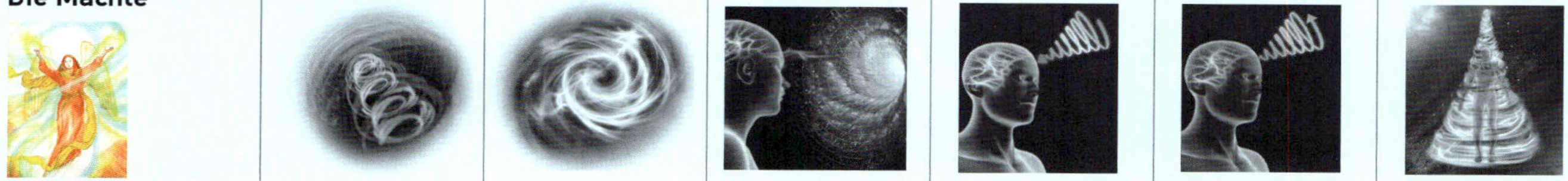

Die Herrschaften

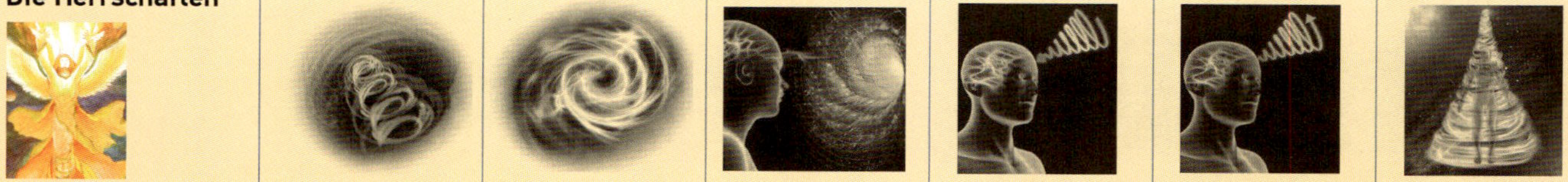

Die Throne

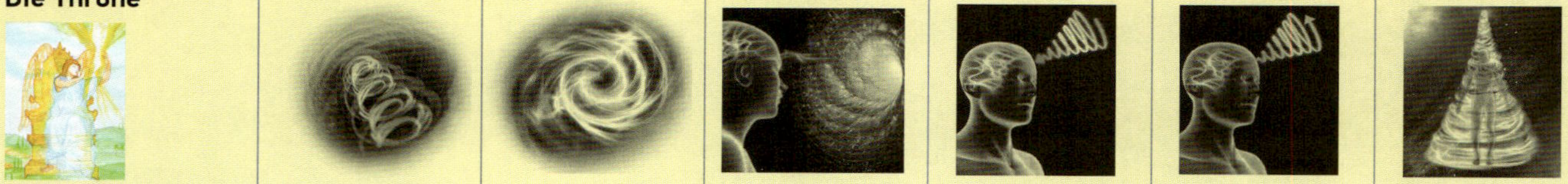

Die Cherubim

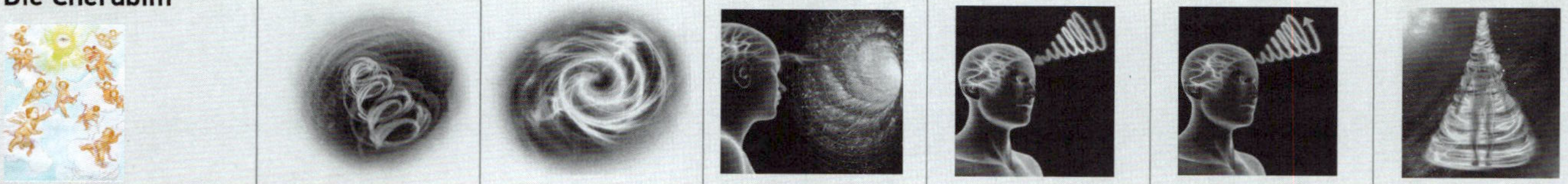

Die Seraphim

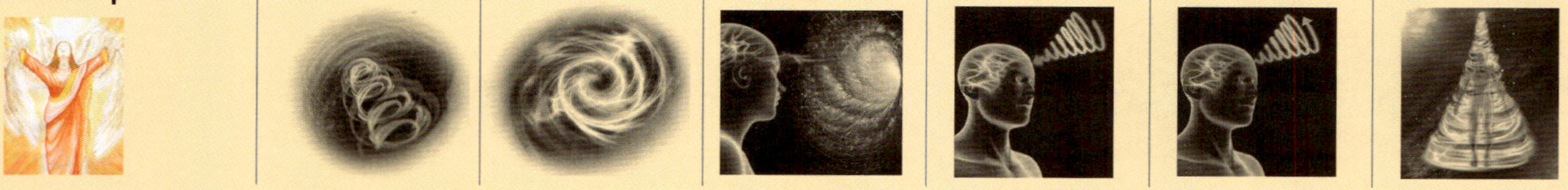

ENGEL

	Tornadospirale	Runde Spirale	Absorbierende Universalspirale	Empfangende Fokusspirale linksdrehend	Sendende Fokusspirale rechtsdrehend	Himmelsspirale
Erzengel Zadkiel 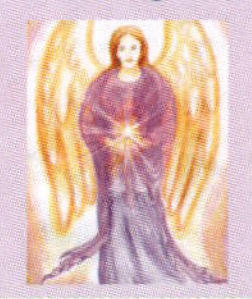	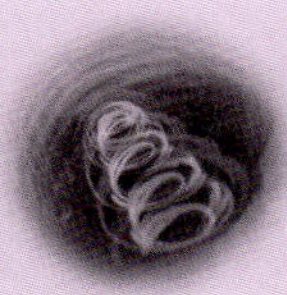	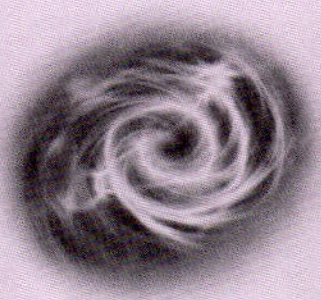	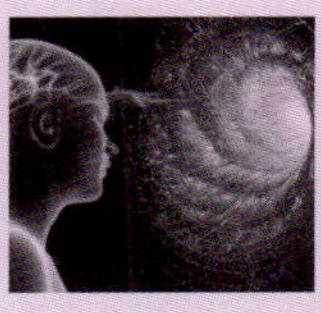	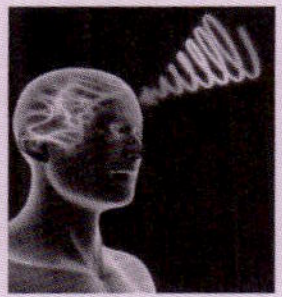	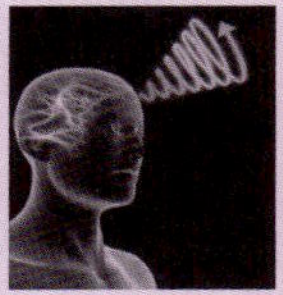	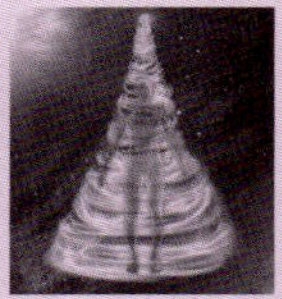
Erzengel Sandalphon 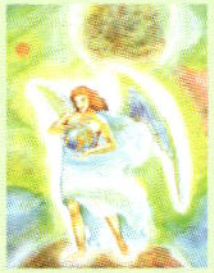	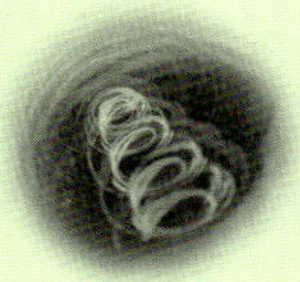	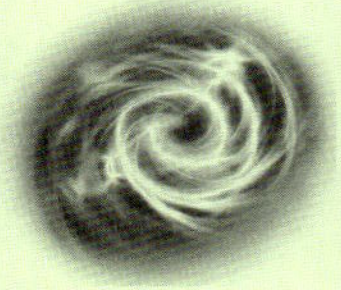	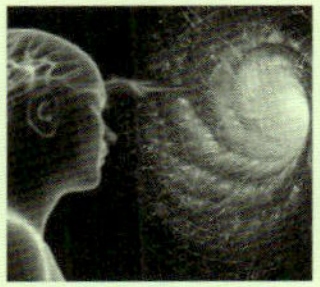	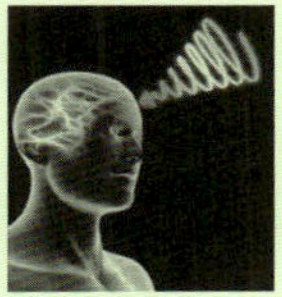	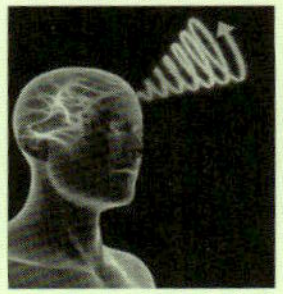	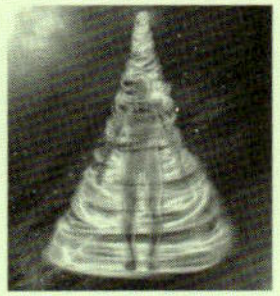
Melchizedek 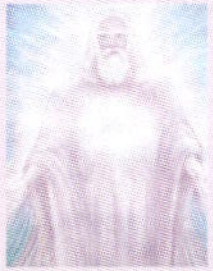	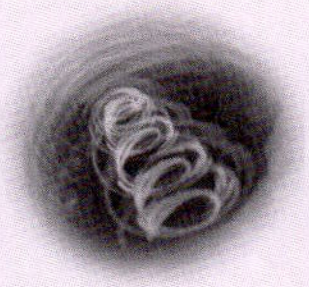	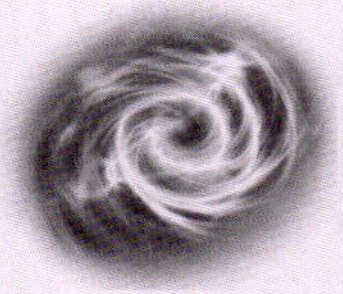	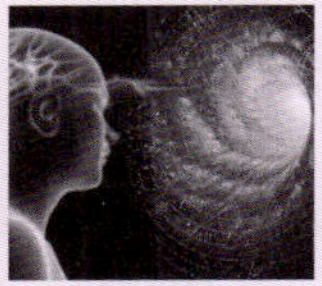	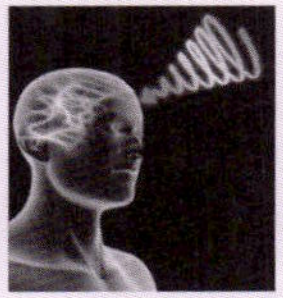	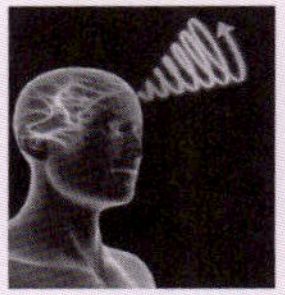	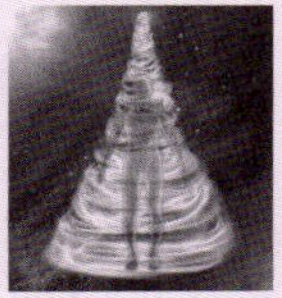
Die Fürstentümer 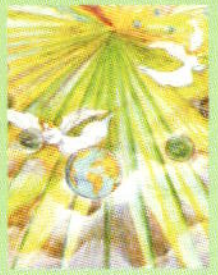	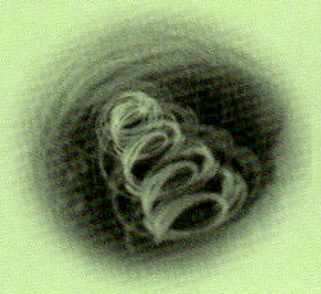	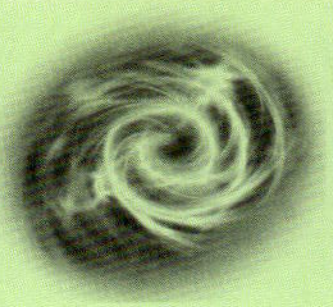	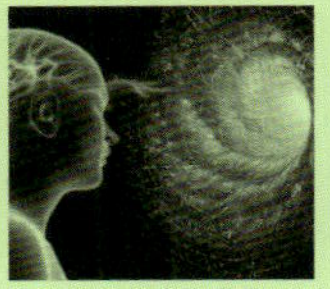	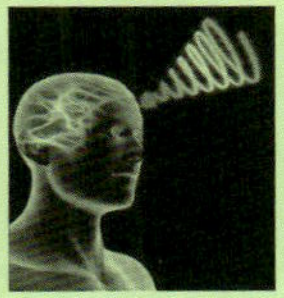	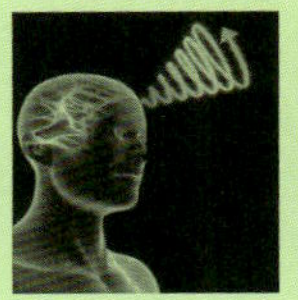	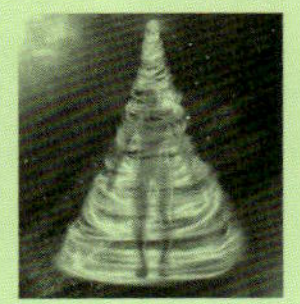
Die Gewalten 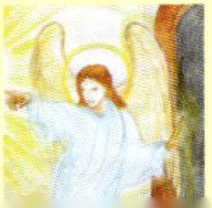	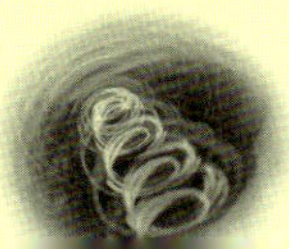	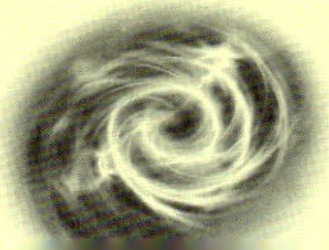	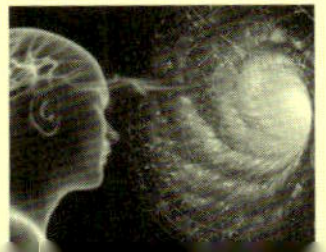	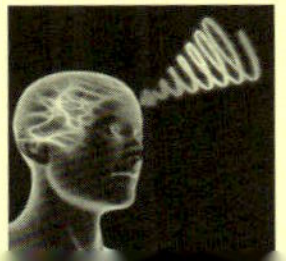	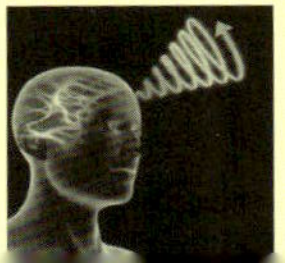	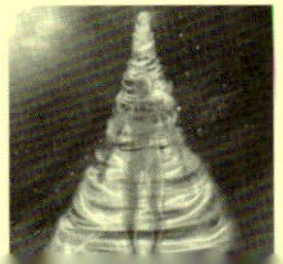

- Wenn die Session abgeschlossen ist, bedanke dich mit dem Namaste-Gruß bei allen Engeln, die mitgewirkt haben
- Anschließend lasse jede Erwartung in Bezug auf das Ergebnis los
- Gib das Thema ab, im Vertrauen darauf, dass es sich perfekt zum Wohl aller entwickelt
- Beobachte und nimm wahr, was in den nächsten Tagen passiert
- Einige Wünsche werden manchmal von den Engeln anders erfüllt als erwartet. Überlasse es den Engeln und vertraue darauf, dass du mit der Übung eine Dynamik zum Besten von allen in Gang gesetzt hast

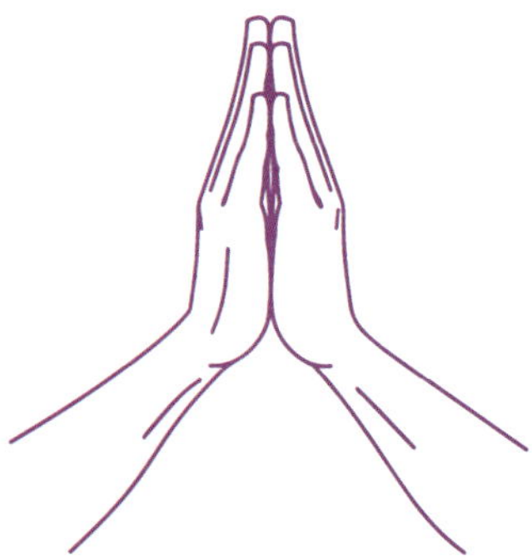

Abb. 3

Es ist sicher kein Zufall, dass die Engel die Session mit dem *Namaste-Gruß* abschließen.

Dieser symbolisiert, wie durch göttliches Bewusstsein alles vereint werden kann, sowie das Anerkennen der Göttlichkeit im Gegenüber.

Durch den *Namaste-Gruß* wird vom Körper göttliches Bewusstsein angezogen und steigert so seine spirituelle Kraft.

Einer Überlieferung zufolge, soll Mahatma Gandhi auf die Frage von Albert Einstein, was der Gruß *Namaste* ausdrücke, geantwortet haben:

„Ich ehre den Platz in dir, in dem das gesamte Universum wohnt. Ich ehre den Platz des Lichts, der Liebe, der Wahrheit, des Friedens und der Weisheit in dir. Ich ehre den Platz in dir, wo, wenn du dort bist und auch ich dort bin, wir beide eins sind."

12

Wissenswertes

Akasha Chronik

In der spirituellen Welt wird die Akasha Chronik mit dem Quantenfeld gleichgesetzt. In Europa wurde diese vor allem über Rudolf Steiner bekannt. Esoteriker wie Steiner konnten in der Akasha Chronik lesen und so Informationen aus ihr entnehmen.

Diese Chronik ist kein echtes Buch, das man in der Hand hält und liest, sondern eine unsichtbare „geistige" Datenbank und ein universaler Wissensplan, in dem Vergangenheit, Gegenwart und Zukunft gespeichert sind.

Ähnliches finden wir auch in der Theosophie und in der Anthroposophie. Dort gibt es die Vorstellung vom übersinnlichen „Buch des Lebens", welches in immaterieller Form ein allumfassendes, universelles Gedächtnis enthält.

Das kollektive Unbewusste

In der Psychologie prägte C.G. Jung den Begriff des „kollektiven Unbewussten“:

Während im „persönlichen Unbewussten“ Informationen des Individuums gespeichert sind, stellt das „kollektive Unbewusste“ eine tiefere Schicht der Psyche dar, in der Informationen über die Evolution und die Erfahrungen der Menschheit gespeichert sind.

Diese Schicht ist also überpersönlich und bei allen Menschen identisch. Archaische Bilder, Motive, Ideen, Legenden und Geschichten, die unabhängig voneinander an verschiedenen Orten der Erde zu allen Zeiten auftauchten, waren die Grundlage für diese Idee.

Eine kollektive Seelenstruktur, die alle Menschen gemein haben. Nach Jung drückt sich diese auch in Träumen und Körpersymptomen des Menschen aus.

Die Quantenphänomene aus der Sicht der Wissenschaft und der Engel

1. Phänomen: Unser Bewusstsein erschafft und steuert Realität

Aus der Sicht der Wissenschaft

> *„Es gibt keine Materie an sich. Alle Materie entsteht und besteht nur durch eine Kraft, welche die Atomteilchen in Schwingung versetzt und sie zum winzigen Sonnensystem des Atoms zusammenhält. Da es aber im ganzen Weltall weder eine intelligente noch eine ewige Kraft an sich gibt, müssen wir hinter dieser Kraft einen bewussten, intelligenten Geist annehmen. Dieser Geist ist der Ursprung aller Materie.“* [15]
>
> Max Planck
> *Physiker, Nobelpreisträger*
> *und Begründer der Quantenphysik*

Hier fängt es an, interessant zu werden. Unsere gesamte physische Realität besteht aus Materie, deren kleinste Teilchen die Quanten sind. Quantenteilchen empfangen wiederum Informationen und werden durch das Bewusstsein beeinflusst. Wenn das so ist, dann wirft das folgende Fragen auf:

- Sind wir uns dieser Macht wirklich bewusst?
- Wie stark ist unser Einfluss auf unser Schicksal?
- Haben die Quanten mit den Phänomenen zu tun,

die wir als Wunder bezeichnen?

- Können wir unser Leben in eine gewünschte Richtung steuern?
- Kann jeder Mensch für sich frei entscheiden, wie seine persönliche Realität aussehen soll?

Um diese Fragen zu verstehen und zu beantworten, muss sich der Mensch von den Grenzen befreien, die er sich setzt. Mit Hilfe der Engelquantenspiralen und des erweiterten Bewusstseins eröffnen sich ihm völlig neue Möglichkeiten. Auf diese Weise lenkt er bewusst seine Aufmerksamkeit auf bestimmte Aspekte, wodurch neue Energie und Informationen in das Quantenfeld übertragen werden.

Aus der Sicht der Engel (Channeling):

Ihr habt die Verantwortung mit welchen Ebenen des Bewusstseins ihr euch verbindet. Es gibt ein niedrig schwingendes menschliches Bewusstsein und ein hoch schwingendes göttliches Bewusstsein. Ihr habt den freien Willen zu entscheiden welche Verbindung ihr wählt. Wundert euch nicht, wenn euer Leben nicht in Harmonie ist. Dies zeigt lediglich, dass euer Bewusstsein niedrig schwingt. Was heißt das? Das Ego überwiegt. Einige Charakteristika des Egos sind: Wettbewerb, Groll, Wut, Angst, Schuld, Eifersucht, Traurigkeit, Unsicherheit, Abwertung unseres Selbst und der anderen, Mangel an Liebe und Glauben.

Es ist Zeit zu erkennen, dass ihr ein Leben in Harmonie und Fülle nur dann leben könnt, wenn ihr euch mit dem höheren göttlichen Bewusstsein verbindet. Wenn ihr euch entscheidet, von ihm geführt zu werden, dann werdet ihr eine himmlische Realität erfahren. Diese Verbindung bedeutet Liebe, Licht, Frieden, innere Ruhe und Überfluss. Jeder Mensch, der sich von ihr leiten lässt und entsprechend handelt, trägt einen wesentlichen Teil zur Veränderung dieser Welt bei. Übernehmt Verantwortung!

2. Phänomen: Der Beobachter beeinflusst die Realität

Aus der Sicht der Wissenschaft:

Gemäß der Theorie der Quantenphysik ändert sich das Verhalten eines Teilchens in Abhängigkeit davon, je nachdem ob es beobachtet wird oder nicht – dieses Phänomen wurde von u.a. von Werner Heisenberg erkannt, einem der wichtigsten Physiker der Neuzeit *(siehe Anhang, Quantenexperimente – Das Doppelspaltexperiment).*

In der neuen Physik wird seither davon ausgegangen, dass der Beobachter derjenige ist, der die Realität erschafft – oder anders gesagt: Realität ist eine Art von Illusion und existiert nur dann, wenn wir sie beobachten. Der renommierte Physiker, Astronom und Mathematiker Sir James Jeans erläuterte dies wie folgt:

> *„Der Strom des Wissens ist auf eine nicht-mechanische Realität gerichtet. Beginnt, das Universum mehr wie einen großen Gedanken zu sehen. Es ist keine große Maschine. Der Geist scheint nicht mehr ein zufälliger Eindringling in das Reich der Materie zu sein, sondern man sollte ihn als Schöpfer und Gouverneur des materiellen Reiches adeln.“* [16]

Auch Richard Conn Henry, Professor für Physik und Astronomie an der Johns Hopkins University, kommt zu dem Schluss, dass das Universum als „mentale“ Konstruktion verstanden werden muss:

> *„Komm darüber hinweg und akzeptiere die unumstößliche Schlussfolgerung. Das Universum ist immateriell-geistig und spirituell.“* [17]

Wir können also unsere Realität beeinflussen und verändern – das hängt davon ab, wie wir sie betrachten. Das Experiment von Dr. Andrew Truscott bestätigt die Gültigkeit der Quantentheorie und liefert weitere Beweise für die These, dass Realität ohne einen Beobachter nicht existiert. Wie kann auch etwas real sein, wenn niemand da ist, der dies durch seine Beobachtung bestätigt?

> *„Auf der Quantenebene existiert Realität erst,*
> *wenn wir sie beobachten“.* [18]

Dr. Andrew Truscott,
Australian National University

Aus der Sicht der Engel (Channeling)

Hast du dir überlegt, dass du das Ergebnis der Beobachtung mancher Menschen bist?
So hast du gelernt, dich selbst als ein einfaches menschliches Wesen mit begrenzten Möglichkeiten zu sehen, das bedingungsloser Liebe nicht würdig ist. Mit dem Ergebnis, dass du ein Leben führst, welches eine Reflexion dieser Beobachtung ist.
Wir möchten dir beibringen, dich selbst so zu beobachten, wie wir dich sehen.
Du bist ein göttliches Wesen mit unendlichen Möglichkeiten und der reinen Liebe würdig.
Lerne, dich, deine Mitmenschen, das Leben und die Welt so zu betrachten, wie du sie erleben möchtest.
Denke daran, dass dein Leben das Ergebnis deiner Beobachtung ist. Erkenne, dass du das lebst, was du beobachtest.

3. Phänomen: Zeit existiert nicht wirklich

Aus der Sicht der Wissenschaft

„Für uns gläubige Physiker hat die Scheidung zwischen Vergangenheit, Gegenwart und Zukunft nur die Bedeutung einer wenn auch hartnäckigen Illusion." [19]

Albert Einstein

Zeit ist ein menschliches Konstrukt – einfach eine Illusion, die aus menschlichen Erinnerungen besteht. Der deutsche Mathematiker, Physiker und Philosoph Hermann Weyl sagte sehr treffend:

> *„Der Schauplatz der Wirklichkeit ist nicht ein stehender dreidimensionaler Raum, in dem die Dinge in zeitlicher Entwicklung begriffen sind, sondern die vierdimensionale Welt, in welcher Raum und Zeit unlöslich miteinander verwachsen sind. Diese objektive Welt geschieht nicht, sondern sie ist – schlechthin; ein vierdimensionales Kontinuum, aber weder Raum noch Zeit. Nur vor dem Blick des in den Weltlinien der Leiber emporkriechenden Bewusstseins lebt ein Ausschnitt dieser Welt auf und zieht an ihm vorüber als räumliches, in zeitlicher Wandlung begriffenes Bild."* [20]

Da die Gesetze der Physik letztlich symmetrisch sind, müsste die vorwärts laufende Zeit auch rückwärts laufen können. Es gibt im Universum einen Punkt, an dem sich Raum und Zeit miteinander verbinden: die bekannte Raumzeit. Die Theorie, die von Einsteins Relativitätstheorie unterstützt wird, besagt, dass Raum und Zeit Teil einer vierdimensionalen Struktur sind, in der alles, was je geschehen ist, eine eigene Position in den Raum-Zeit-Koordinaten hat.

Dadurch erscheint alles im Hier und Jetzt „real". Das bedeutet, dass die Vergangenheit und sogar die Zukunft in der Raumzeit immer präsent und genauso wichtig sind wie die Gegenwart.

Immer mehr Physiker und Philosophen kommen zu

dem Schluss, dass es die Zeit objektiv überhaupt nicht gibt.

> *„Das zu erkennen, ist vielleicht die größte intellektuelle Herausforderung, mit der die Menschheit jemals konfrontiert wurde“*
>
> Philosoph und Physiker Vesselin Petkov. [21]

Aus der Sicht der Engel (Channeling)

Wir stimmen den Wissenschaftlern zu, dass Zeit eine Illusion ist. Zeit begrenzt die Dinge.
Wir möchten euch daran erinnern, dass ihr zeitlose, unbegrenzte Wesen seid. So wie Gott weder Anfang noch Ende hat, so seid auch ihr. Wie könnte Gott etwas Begrenztes erschaffen. Die Tatsache, dass ihr euch nur an das Jetzt erinnert, bedeutet nicht, dass ihr nicht ewig existiert.
Das was ihr glaubt in der sogenannten Gegenwart zu erfahren, ist nur ein kurzer Moment in eurem unendlichen Sein. Alles existiert zur gleichen Zeit. Vergangenheit, Gegenwart und Zukunft sind eins.
Eure Existenz in eurem Körper, beschränkt eure Wahrnehmung. Wenn ihr glaubt, dass ihr nur ein Körper seid, vergesst ihr, wer ihr wirklich seid. Das hindert euch, euer unendliches zeitloses Sein wahrzunehmen.
Euch muss bewusst werden, dass das, was ihr im „Jetzt“ macht und als Gegenwart wahrnehmt, euer ganzes Sein beeinflusst. Wir möchten euch daran erinnern, dass wir alle „Eins“ sind, da wir von der gleichen Quelle abstammen. Dass die Zeit nicht existiert bedeutet nicht,

dass das Gesetz von Ursache und Wirkung, das Gesetz des Karmas, keine Auswirkung auf euch hat. Sie erlischt in dem Moment, wo ihr ein höheres Bewusstsein erlangt. So werdet ihr nicht mehr für die Taten bestraft, die ihr, in dem was ihr als Vergangenheit wahrnehmt, gemacht habt. Nur eine Bewusstseinsänderung kann euch vor einem negativen Karma in der sogenannten „Gegenwart und Zukunft" befreien. Schuldgefühle bringen keine Befreiung, sondern nur Last. Alles, was ihr, ganz gleich in welchem Moment, in eurem Bewusstsein verändert, ändert ihr überall in Raum und Zeit und ihr werdet es nicht wieder in eurer Realität antreffen. Es ist also nicht die Zeit, die wichtig ist, sondern das Erreichen einer höheren Bewusstseinsstufe.

4. Phänomen: Die Quantenverschränkung

Aus der Sicht der Wissenschaft

In der Quantentheorie gibt es das Phänomen der „Verschränkung". Dieses besagt, dass alles, was einmal miteinander verbunden war und dann getrennt wurde, sich so verhält, als würde die Verbindung weiterhin bestehen.

Eine Quantenverschränkung wird erzeugt, wenn Quantenteilchen in einem Feld gemeinsam existieren. Sind zwei Quanten miteinander verschränkt, existiert eine dauerhafte Bindung zwischen ihnen und ganz gleich wie weit sie sich voneinander entfernen, sie beeinflussen sich immer gegenseitig. Verändert sich eines der Quanten, so verändert sich das mit ihm verbundene Quantenteilchen augenblicklich und ohne Zeitverzögerung mit.

Eine Erklärung dafür könnte sein, dass Informationen mit Lichtgeschwindigkeit übertragen werden.

Wahrscheinlicher ist es aber, dass immer noch alles miteinander verbunden ist, weil vor dem Urknall alles miteinander verschränkt war. Darauf beruht der berühmte Satz „Wir sind alle Eins".

Raum ist nur eine Konstruktion, die die Illusion vermittelt, dass es voneinander getrennte Objekte gibt. Ein passendes Beispiel hierfür sind Zwillinge, oder Mutter und Kind. Darauf stützen sich auch viele neue Quantentherapien.

Aus der Sicht der Engel (Channeling)

Da ihr alle aus derselben göttlichen Quelle stammt,
seid ihr alle untrennbar miteinander verbunden.
Alles, was ihr mit euch selbst macht, beeinflusst
andere. Alles, was ihr mit anderen Menschen macht,
beeinflusst euch. Wenn ihr euer Bewusstsein ändert,
ändert ihr das Bewusstsein der Welt.
Ihr seid alle gleichermaßen wichtig. Es gibt keine
unbedeutenden Geschöpfe Gottes.
Viele Probleme auf dieser Erde sind dadurch
entstanden, dass ihr eure Herkunft vergessen habt.
Wenn ihr euch daran erinnert, helft ihr auch den
anderen, sich daran zu erinnern.
Wenn ihr euch selbst liebt, übertragt ihr diese

Liebe automatisch auf andere und diese kehrt als Kettenreaktion zu euch zurück, wie bei den Domino-Steinen.
Das Phänomen der Verschränkung gehört zum Gesetz der göttlichen Einheit
„Einer für alle und alle für einen".
Werde einer von denen, die den „Göttlichen Domino-Effekt" auslösen.

Fassen wir nun diese 4 Phänomene zusammen:

1. Bewusstsein erschafft und steuert deine Realität
2. Als Beobachter beeinflusst du deine Realität durch die Bedeutung und Wichtigkeit, die du ihr gibst
3. Die Zeit kann jederzeit durch dein Bewusstsein beeinflusst werden
4. Quantenverschränkung: Du bleibst mit allem in Verbindung, mit dem du jemals verbunden warst

Universelle Gesetze

Die 7 kosmischen Gesetze nach Hermes Trismegistos

Alles, was wir über das Leben wissen müssen, befindet sich in diesen Gesetzen. Die gesamte Philosophie beruht auf ihnen. Was für die Griechen *Hermes Trismegistos*, „der dreimal große Hermes" war, war für die Ägypter der Gott der Weisheit *Thot* und für die Christen der *Erzengel Michael.* Die „hermetischen Gesetze" sollen einst auf Smaragd-Tafeln geschrieben worden sein, die inzwischen als verschollen gelten. Diese Gesetze gelten im gesamten Kosmos und auf allen Ebenen des Seins. Sie sind ewig und unabänderlich. Doch über allen Gesetzen steht die Gnade Gottes (des Universums, der Quelle), der alle Gesetze transzendieren kann!

1. Das Gesetz des Geistes

Alles ist Geist. Die Quelle des Lebens ist unendlicher Schöpfergeist. Die Schöpfung ist mental. Geist herrscht über Materie. Das Bewusstsein bestimmt das Sein. Gedanken schaffen und verändern, denn sie sind reine Schöpferkraft. Der Geist erschafft durch Visualisierung. Entscheidend ist dabei die Intensität des inneren Wünschens und Sehnens. Jeder Mensch kann darum jederzeit aus der Unwissenheit in das Wissen des Lebens eintreten. Dadurch verändert er seine Welt und schafft sie neu. So wie Gottes Wort erschafft, erschafft auch unser Wort – durch die Tat der Gedanken. Achte auf deine Gedanken – sie können erschaffen und zerstören! Sei dir dabei deiner Verantwortung bewusst! Welche Gedanken und

Worte kommen aus dir? Was erschaffst du dadurch? Sind es Welten der Liebe und der Klarheit?

2. Das Gesetz von Ursache und Wirkung = Karma

Jede Ursache hat eine Wirkung und jede Wirkung hat eine Ursache. Jede Aktion erzeugt eine bestimmte Energie, die mit gleicher Intensität zum Ausgangspunkt bzw. zum Erzeuger zurückkehrt. Die Wirkung entspricht der Ursache in Qualität und Quantität. Gleiches erzeugt Gleiches. Aktion = Reaktion. Dabei kann die Ursache auf vielen Ebenen liegen. Alles geschieht in Übereinstimmung mit der Gesetzmäßigkeit. Jeder Mensch ist Schöpfer, Träger und Überwinder seines Schicksals.

Jeder Gedanke, jedes Gefühl, jede Tat ist eine Ursache, die eine Wirkung hat. Es gibt also keine Schuld, keinen Zufall und kein Glück, sondern nur Ursache und Wirkung, die viele Jahrhunderte und Existenzen auseinanderliegen können. *Glück* und *Zufall* sind nur Bezeichnungen für das noch nicht erkannte Gesetz.

Warum hast du bestimmte Eigenschaften? Woher kommen deine Verhaltensmuster? Bedenke bei all deinem Fühlen, Denken und Handeln die Wirkung. Lasse Hass, Wut und Angst los und öffne dich dem bedingungslosen Vertrauen und der LIEBE. Du allein bist für dich selbst verantwortlich!

3. Das Gesetz der Entsprechungen oder Analogien

Wie oben – so unten, wie unten – so oben. Wie innen – so außen, wie außen – so innen. Wie im Großen – so im Kleinen. Für alles, was es auf der Welt gibt, gibt es auf jeder Ebene des Daseins eine Entsprechung. Du kannst daher das Große im Kleinen und das Kleine im Großen erkennen.

Wie du innerlich bist, so erlebst du deine Außenwelt. Umgekehrt ist die Außenwelt dein Spiegel. Wenn du dich veränderst, verändert sich alles um dich herum.

4. Das Gesetz der Resonanz oder Anziehung

Gleiches zieht Gleiches an und wird durch Gleiches verstärkt. Ungleiches stößt einander ab. Dein persönliches Verhalten bestimmt deine persönlichen Verhältnisse und deine gesamten Lebensumstände.

Negativität zieht Negatives an, Dunkles zieht Dunkles an, Hass zieht Hass an, Angst zieht Angst an, Sucht zieht Sucht an, Aggressivität zieht Aggressivität an – und wenn wir nicht innehalten und umkehren, setzen wir eine Spirale nach unten in Gang, die irgendwann nicht mehr zu stoppen ist und zu Depression, Verzweiflung, Unglück und Tod führen kann.

5. Das Gesetz der Harmonie oder des Ausgleichs

Der Fluss allen Lebens heißt Harmonie. Alles strebt nach Harmonie und Ausgleich. Das Stärkere bestimmt das Schwächere. Das Leben besteht aus dem harmonischen Miteinander, dem Geben und Nehmen der Elemente und Kräfte, die in der Schöpfung wirken.

Durch Horten und Festhalten entsteht ein Stau, der zu Krankheit und Tod führt, als Folge eines Irrtums. Das Leben unterstützt das, was Leben fördert, und was immer den Lebensfluss blockiert, wird geschwächt und muss gehen, weil es das Leben selbst behindert und in Frage stellt. Leben ist gegenseitiger Austausch, immerwährende Bewegung.

Verschiedene Wirkungen gleichen sich immer aus, so dass so schnell wie möglich wieder Harmonie und Ausgleich hergestellt wird. Das Leben ist ständiges Geben und Nehmen. Das Universum lebt durch dynamischen Ausgleich in Leichtigkeit, Harmonie und Liebe. Geben und Nehmen sind verschiedene Aspekte des Kosmischen Energiestromes.

Indem wir das geben, was wir suchen, lassen wir den Überfluss in unser Leben ein. Indem wir Harmonie, Freude und Liebe geben, erschaffen wir in unserem Leben Glück, Erfolg und Fülle. Von der Fülle des Lebens bekommt man nur so viel, wie man sich selbst der Fülle gegenüber öffnen kann.

Der Mensch öffnet sich, indem er alle bewussten und unbewussten Gedanken an Mangel und Begrenzung in sich auflöst, sich von allen alten Begrenzungen trennt und Neues, Unbegrenztes wagt. Wer Fülle nicht lebt, dem bleibt sie versagt. Nimm die Fülle an. Bereichere dich nicht auf Kosten anderer. Du musst alles bezahlen, was du bekommst (es sei denn, es wurde dir geschenkt). Gib, um zu bekommen.

6. Das Gesetz des Rhythmus oder der Schwingung

Alles fließt hinein und wieder hinaus. Alles besitzt seine Gezeiten. Alles steigt und fällt. Alles ist Schwingung. Nichts bleibt stehen – alles bewegt sich. Der Pendelschwung zeigt sich in allem. Das Ausmaß des Schwunges nach rechts entspricht dem Ausmaß des Schwunges nach links. Rhythmus ist ausgleichend. Überwinde Starrheit und lebe Flexibilität. Alles, was starr ist, wird zerbrechen.

7. Das Gesetz der Polarität und der Geschlechtlichkeit (Sexualität – Yin/Yang)

Alles besitzt Pole. Alles besitzt ein Paar von Gegensätzen. Gleich und Ungleich ist dasselbe. Gegensätze sind ihrem Wesen nach identisch. Nur in den niedrig schwingenden Welten, wie der 3. Dimension, tragen Aspekte als „Gegensätze" entgegengesetzte Vorzeichen und haben unterschiedliche Schwingungsfrequenzen.

Der menschliche Verstand ist dreidimensional orientiert; darum erscheint ihre Gleichheit dem polaren Denken paradox. Aber jedes Paradoxon soll in Einklang gebracht werden – in die Mitte, nur so können wir uns der Wahrheit nähern. Sonst sind unsere Wahrheiten nur halbe Wahrheiten. Wir können Wahrheit nicht verstehen – nur mit dem Herzen erfassen!

An der 3. Dimension sollen wir lernen, die Einheit von allem wieder zu erkennen – indem wir bedingungslos lieben lernen und diese Liebe leben: das ist unser Lernziel auf der Erde! Urteile und werte nicht. Verurteile nicht. Erkenne auch die Gegenmeinung an. Alle haben recht. Alles hat seine Berechtigung. Alles ist gut.

Geschlechtlichkeit manifestiert sich auf allen Ebenen. Alles besitzt männliche und weibliche Elemente. Alles ist männlich und weiblich zugleich. Geschlechtlichkeit drängt zur Einheit. Du kannst ja auch nicht Meer und Wellen trennen – beides ist eins – eines ist nicht ohne das andere. Auch du selbst bist männlich und weiblich zugleich. Lebe deinen männlichen und weiblichen Aspekt gleichermaßen. Sei ausgewogen – im Gleichgewicht – in deiner Mitte – sei Eins!

Die Selbsterfüllende Prophezeiung

Wie Phantasie zur Realität wird

Selbsterfüllende Prophezeiung ist die Verwirklichung eines Ereignisses, von dem wir überzeugt sind, dass es eintreten wird.

Dieses Phänomen entspricht dem zweiten Quantenphänomen *(Der Beobachter beeinflusst die Realität)* und dem *Gesetz der Resonanz* nach Hermes Trismegistos.

Wie lässt sich dieses Phänomen erklären? Unser Unterbewusstsein, wird von unserer Vorstellungskraft gesteuert, welches nicht zwischen Phantasie und Realität unterscheiden kann.

Wir können uns also Dinge, die nicht real sind, sehr konkret vorstellen und dadurch eine starke Erwartungshaltung entwickeln, die unser Verhalten beeinflusst, welches wiederum unsere Realität verändert. Anders gesagt: Was der Vorhersagende als real wahrnimmt, kann sich erfüllen. Der Kreislauf der Selbsterfüllenden Prophezeiung:

- Deine Vorstellungen und Erwartungen beeinflussen dein Denken, deine Gefühle und dein Verhalten
- Dein Verhalten hat Einfluss auf andere

- Die Reaktionen der anderen auf dein Verhalten, bestätigen wiederum deine Erwartungen

Dein Unterbewusstsein gibt dir immer Recht
Das Unterbewusstsein ist so programmiert, dass es alles erfüllen will, was du erwartest. Es gibt nur einen Haken: Es unterscheidet nicht, ob deine Erwartung positiv oder negativ ist.

Beispiel: Wenn du dir jeden Tag vorstellst, dass du nie deinen Traumpartner finden wirst, wird diese Vorstellung in deinem Unterbewusstsein abgespeichert, sodass sie sich letztendlich erfüllt.

Wer jedoch die beeindruckende Wirkungsweise der selbsterfüllenden Prophezeiung kennt, kann sie gezielt einsetzen, um Situationen positiv zu beeinflussen.

Die selbsterfüllende Prophezeiung kann in folgenden Formen auftreten:

- Als Gerücht – Diese Form der Prophezeiung ist ein Mittel, das besonders in der Politik und in den Medien zum Einsatz kommt. Auf diese Weise entwickelt sie eine Eigendynamik und verwirklicht sich im kollektiven Unterbewusstsein
- Als feste Überzeugung – „Die Fahrprüfung werde ich nicht schaffen", führt die Prophezeiung zu Unsicherheit und Fehlern vor dem Prüfer
- Als Befürchtung – Wenn du z.B. fürchtest, einen hohen Blutdruck zu haben, wird eine Blutdruckmessung wahrscheinlich gestiegene Werte ergeben

- Als Placebo-Effekt – Wenn Patienten Präparate ohne Wirkstoffe einnehmen, aber nicht wissen, dass die Medikamente wirkungslos sind, kann sich der Gesundheitszustand aufgrund der positiven Erwartungshaltung verbessern

Lass das Phänomen positiv für dich wirken
Glaubst du mit Begeisterung an dein Ziel, erhöhen sich deine Chancen auf dessen Verwirklichung. Das klingt einfach, doch nach diesem Prinzip funktioniert die selbsterfüllende Prophezeiung. Da du nun ihre Wirkungsweise kennst, setze sie bewusst ein, damit sie positiv auf dein Leben wirkt.

Beispiele:

- Glaube fest an deine Genesung, um deine Selbstheilungskräfte zu aktivieren
- Nimm eine positive Erwartungshaltung ein, wenn du zu einem Vorstellungsgespräch eingeladen bist, um mit deiner Ausstrahlungskraft den Vorgesetzten zu beeindrucken
- Geh mit einer freudigen und selbstbewussten Einstellung zum ersten Date – dein Gegenüber wird mit Sicherheit von dir begeistert sein
- Projiziere bewusst den Erfolg auf deine Schüler, Klienten, Patienten, Mitarbeiter oder Partner – so trägst du dazu bei, dass sie Erfolg haben. Auch wenn es dir nicht immer leicht fällt, an deine eigenen Fähigkeiten oder die der anderen zu glauben

Mit einer positiven Erwartungshaltung beeinflusst du auch deine Mitmenschen, was als Pygmalion-Effekt (gute

Erwartungen bewirken gute Leistungen) oder das Quantenphänomen des Beobachters bezeichnet wird.

Vorschläge, die dich dabei unterstützen, positive Vorstellungen zu entwickeln:

- Frage dich, welches Ziel du erreichen möchtest und was du dafür tun würdest
- Glaube an deine Träume und schicke deine Visionen mit Hilfe der sendenden Fokusspirale in das Feld, um die Erfüllung deiner Wünsche zu bestärken
- Bleibe optimistisch und begeistert, damit deine Selbstzweifel die selbsterfüllende Prophezeiung nicht zerstören

Der Schlüssel zum Erfolg: Positive Erwartungen
Ein starkes Selbstwertgefühl und der Glaube an die eigenen Fähigkeiten führen zum Erfolg. Hast du eine positive Erwartungshaltung, sicherst du dir einen Vorsprung.

Eine selbsterfüllende Prophezeiung ist ein wichtiger Grund, weshalb Optimisten Erfolg anziehen, aber auch die Erklärung, warum Pessimisten scheitern. Optimisten sind nicht begabter als Pessimisten, doch sie sind der festen Überzeugung, dass sich ihre Wünsche erfüllen und dass sie alle Ziele erreichen können. Beide Situationen werden durch deren Vorstellungskraft manifestiert.

Was immer du erwartest, wird eintreten.

Erfahrungsberichte zur AQS Methode

Schmerzfrei und erfolgreich

Ich bin begeistert und nur noch am Staunen. In den letzten Jahren habe ich wirklich SEHR viele Dinge gelernt, aber ich kann sagen, dass ich mit keiner Methode so schnelle, so tiefgreifende Veränderungen erzielt habe. Gleichzeitig macht es super viel Spaß!!!! Ich arbeite jeden Tag damit – nicht, weil ich mich „aufraffen will" wie sonst nach einem Seminar, sondern einfach, weil es mir ein Bedürfnis ist.
Ergebnisse bisher:

Nach über 4 Monaten Rückenschmerzen und 10 Therapeuten ist meine Mutter endlich auf dem Weg der Besserung! Das erste schmerzfreie Wochenende seit Monaten!

In der Firma haben wir 3 tolle Aufträge von einem Großkunden bekommen (Rechnung auch schon bezahlt... cool!).

Nicole V.

Ein Joker in deiner Hand

„Die Angelic Quantum Spirals Methode kam sehr überraschend in mein Leben und hat buchstäblich etliches auf den Kopf gestellt und vieles in die Wege geleitet, was in Zukunft erst sichtbar wird Mary hat es mit der

AQS Methode erreicht, dass ich Engel nicht mehr in einem zu abgehobenen zu feinstofflichen Schischi Bereich (sorry...) der Spiritualität sehe. Sie sind für mich greifbar und in ihrer Wirkung erfahrbar geworden. Danke dafür.

Ich empfinde mich ja nicht gerade als jemand, dem es an funktionierenden Transformationsmethoden mangelt, aber: Ich bin ehrlich gesagt immer noch erstaunt über die Wirkungskraft der Engel. Ich schätze, ich werde noch sehr lange erstaunt bleiben. Interessanterweise hat meine eigene Arbeit noch eine tiefere Dimension hinzugewonnen. Die Engelspiralkarte „Das Unmögliche ist möglich" ist nicht zu weit aus dem Fenster gelehnt. Sieh die Engel und die Methode wie einen Joker beim Spiel. Es ist immer gut, einen Joker in der Hand zu haben. Ich kann dir nur empfehlen, dir diese Methode anzuschauen und vor allem Engelenergien in dein Leben einzuladen und zu erfahren.

Mircea I.

Neue Türen öffnen sich

Das Engelseminar im Februar war großartig. Da hat sich vieles bei mir gelöst. Ich arbeite täglich mit den Engelspiralen, fühle die Präsenz der Engel und auch die Wirkungen. Ich erlebe das für mich und mein Leben als einen großen Segen und bin unendlich dankbar, dir begegnet zu sein und von dir lernen zu dürfen. Mein Verstand versteht vieles nicht, aber dennoch setze ich die Impulse oder die Aufforderungen in meinem Alltag um.

Wenn ich ehrlich bin, ist das richtig viel Arbeit oder anders ausgedrückt: Ordnung schaffen, was will ich, wo und wie bremse ich mich usw. Manchmal habe ich das Gefühl, ich begebe mich auf ganz andere Ebenen. Es ist so, als ob sich Türen öffnen, von deren Existenz ich noch nicht einmal was geahnt habe. In schwierigen Situationen, insbesondere mit anderen Menschen kreiere ich oft die Energiespirale gemeinsam mit den Schutzengeln/ Erzengeln und das, was sich dann daraus entwickelt, ist immer wieder unfassbar, wie eine ganz sanfte Energie eine Lösung herbeiführt, bei der sich alle wohl fühlen.

Brita S.

Eingehüllt in Engelsenergie

Schon seit vielen Jahren arbeite ich in meinen Beratungen mit den Engeln. Nachdem ich das Angelic Quantum Spirals Seminar absolviert hatte, bereitete ich vor den Beratungen meine Räume, mich selbst und auch meine Ratsuchenden mit Hilfe der Engelspiralen vor. Durch diese Vorbereitung entwickelte sich eine Atmosphäre, die sich nur sehr schwer beschreiben lässt. Es war eine vollkommene Harmonie im Raum, eine wunderbare Wärme. Man fühlte sich eingehüllt in die wunderbaren Energien der Engel.

Auch bei unseren Jenseitskontakten, die wir in Gruppen machen, setze ich jetzt immer die Engelspiralen ein und bereite alles ihrer Hilfe vor. Dadurch haben sich die Kontakte intensiviert. Die Teilnehmer sind während und nach der Veranstaltung sichtlich berührt und voller Dankbarkeit. Auch Menschen, die sehr skeptisch zu diesen Veranstaltungen kamen, teilten uns im Anschluss mit, dass sie die Präsenz der Engel während der Veranstaltung sehr deutlich wahrnehmen konnten. Sie berichteten über ein sehr großes Glücksgefühl, das sie erfüllte und eine Zuversicht in das Leben, die sie davor nicht hatten.

Sigrun H.

Die ersehnte Zusage

Bevor ich die Angelic Quantum Spirals Methode von Mary Zapiti kennengelernt habe, war ich viele Jahre lang auf der Suche nach einer Lösung für meine Probleme. Obwohl ich eine sehr gute Berufsausbildung und gute Zeugnisse habe, konnte ich mehr als 10 Jahre lang keine adäquate Arbeit finden. Ich bekam Hunderte von Absagen auf Stellen, für die ich bestens geeignet war. Angebote kamen nur für prekäre befristete Tätigkeiten, in denen ich für einen Hungerlohn ausgebeutet und dann nicht übernommen wurde. Kurz bevor ich Mary kennenlernte, hatte ein großes Unternehmen Interesse an mir, für eine gute unbefristete Festanstellung. Gleich nach dem ersten Engelsseminar bekam ich die Zusage. Ich freute mich sehr.

Silvia R.

Auch Hunde haben Schutzengel

Ein kleiner Hund, den sich meine Nachbarn neu angeschafft hatten und in der Wohnung über mir allein gelassen wurde, winselte stundenlang. Es brach mir fast das Herz.

Dann erinnerte ich mich an die Engelquantenspiralen. Ich tat genau das, was ich auf dem Seminar von Mary gelernt hatte. Ich rief meinen Schutzengel zu mir und sagte ihm folgendes: „Lieber Schutzengel, bitte komme in Kontakt mit dem Schutzengel des Hundes sage ihm er soll ihm durch die Energie seiner Spirale vermitteln, dass er nicht alleine ist und beschützt ist".

Ich visualisierte wie sein Schutzengel ihn mit einer Himmelsspirale umhüllte. Innerhalb einiger Minuten war er völlig ruhig.

Rita F.

Und schwups waren sie weg

Ich hielt eine Präsentation über Modeschmuck. Im Publikum saßen zwei Frauen, die sich die ganze Zeit laut mit ironischem Unterton miteinander unterhielten und negative Kommentare abgaben. Das irritierte mich völlig und brachte mich aus dem Konzept.

Da rief ich meinen Schutzengel und bat ihn, sich mit den Schutzengeln der beiden Frauen und mit Erzengel Michael zu verbinden. Ich bat ihn, das zu tun, was jetzt das Beste wäre, damit wieder Ruhe und Harmonie im Raum herrscht. Da sah ich, wie Erzengel Michael mit seiner Spirale sie regelrecht hinausschubste.

Innerhalb weniger Minuten verließen die Frauen ruhig den Raum, ohne irgendetwas zu sagen. Ich war sehr erleichtert und konnte meine Präsentation in Ruhe fortführen.

Sabrina Z.

Sonne statt Regen

Im September letzten Jahres hatte ich einen Maler beauftragt, die Fassade meines Hauses zu streichen. Als dieser seine Arbeit begann, fing es plötzlich an zu regnen. Ich bat meinen Schutzengel die Engelquantenspirale zu schicken, die nötig ist, damit der Regen aufhört.

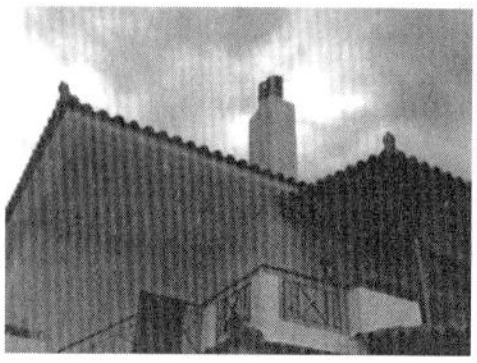

Es regnete

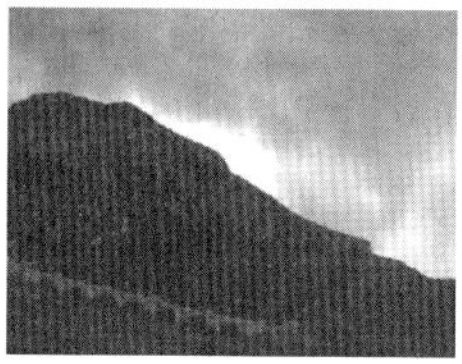

Überall

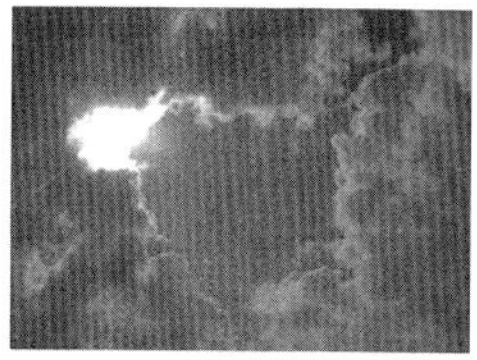

Nach dem Senden der Spirale

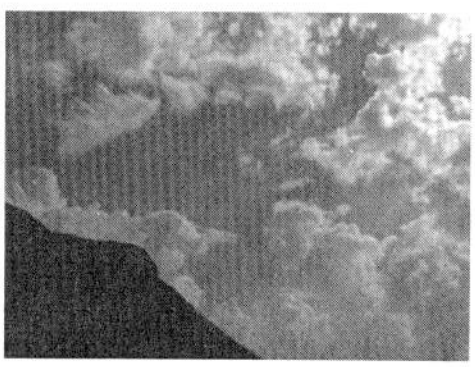

Wolken lösen sich auf

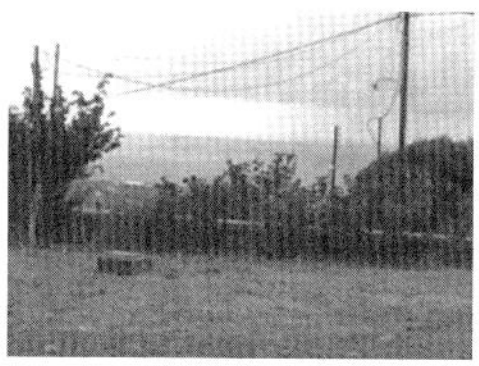

Wolken- und regenfrei

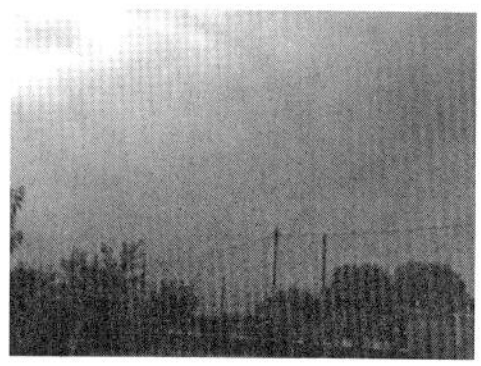

Weiterhin Regen im Umkreis von 3 km

Fotos dokumentieren eindrucksvoll, was kurze Zeit danach geschah. Erstaunlich war ebenfalls, dass es im Umkreis von ca. 3 km weiterhin regnete. Nur bei uns fiel kein Tropfen vom Himmel. Was für ein Segen.

Maria F.

Das geheilte Herz

Während meiner Ausbildung zur Engeltherapeutin kam ich zum ersten Mal mit der AQS Methode in Berührung. Diese Spiralen sind das Schnellste und Wirksamste, was ich bisher kennengelernt habe. Und das Beste ist, dass ich sie überall anwenden kann. Für mich sind sie inzwischen nicht mehr wegzudenken, da sie ein fester Bestandteil meines Lebens sind.

Eines der Wunder, die die Spiralen vollbracht haben, hat mit der 50-jährigen Mutter eines sehr guten Freundes von mir zu tun. Nach einem intensiven emotionalen Konflikt wurde sie mit starken Schmerzen im Brustbereich in die Notfallstation eingeliefert. Die Ärzte waren sehr besorgt, da sie Symptome eines Herzinfarktes zeigte. Sie behielten sie die nächsten drei Tage im Krankenhaus zur Beobachtung und empfahlen ihr eine CT-Angiographie, um das Ausmaß des verursachten Schadens am Herzen festzustellen.

Die Ärzte waren sich sicher, dass der Schaden sehr groß sei und diskutierten bereits die Operation. Als mein Freund mich informierte, spürte ich, dass die Engel ihr helfen konnten. Wenn du einmal das Wissen hast, ist es schwierig nicht zu agieren.

Ich habe Erzengel Raphael gebeten, ihrem Schutzengel seine Heilspirale zu übergeben. Ich konnte „sehen", wie Erzengel Raphael sie im Bereich ihres Herzens berührte und ein paar Minuten später bekam ich die Nachricht von ihm, dass alles in Ordnung sei.

Einige Tage danach ging die Mutter meines Freundes zur CT-Angiographie. Der Arzt war überrascht und konnte keine Erklärung dafür finden, dass ihr Herz kerngesund war. Er sagte ihr, sie könne ihr Leben wie bisher weiterführen, wie gewohnt zur Arbeit gehen. Er verschrieb ihr präventiv Medikamente.

Die Engelquantenspiralen können wahrhaftig das Leben eines Menschen retten.

Konstantina K.

Ein erfolgreiches Café!

Meine Erfahrungen mit der AQS Methode sind viele und wirklich beeindruckend. Zum Beispiel die Geschichte mit dem Café. Um zu „überleben" musste dieses Café mit verschiedenen Geschäftspartnern und öffentlichen Einrichtungen zusammenarbeiten. Die Bürokratie und die Mentalität der Beamten drohten dieses Café zum Schließen zu bringen, wie das einige Zeit zuvor bei einem anderen Café in dieser Gegend passiert war.

Daraufhin setzte ich systematisch die Engelquanten-spiralen ein und mit der wertvollen Hilfe meines Schutzengels geschah das Wunder.

Ich wählte jeden Tag eine Spirale aus dem Engelspiralen Diagramm, um die vielen Probleme, mit denen das Geschäft täglich konfrontiert war, zu bewältigen. Darüber wählte ich Spiralen für bestimmte Personen, die mit dem Café zu tun hatten, teilweise auch Kombinationen aus verschiedenen Spiralen und natürlich immer nur nachdem ich mich mit deren Schutzengeln verbunden hatte. Das Unmögliche wurde innerhalb weniger Monate möglich. Ein erfolgreiches Café!

Ich bin sehr dankbar, dass die Engelquantenspiralen

in mein Leben gekommen sind und natürlich, dass ich meine Lehrerin Mary kennengelernt habe, die großzügig dieses Wissen an uns weitergibt.

Mina S.

Das Katzenauge

Eine sehr besondere Erfahrung habe ich mit einer herrenlosen Katze aus meiner Nachbarschaft gemacht, die ich fütterte. Eines Tages sah ich, dass eines ihrer Augen wie zugeklebt war. So stark war es entzündet. Ich wendete die Engelquantenspirale von Erzengel Raphael an.

Nachdem ich ihr zwei bis drei Tage lang bei jeder Fütterung die Spirale schickte, gesundete ihr Auge wieder vollkommen. Beeindruckt hat mich die Tatsache, dass die Katze jedes Mal ganz still und ruhig war, als ich die Spirale schickte.

Auch Tiere spüren die heilende Wirkung der Engelquantenspiralen.

Anastasia K.

Heilung ist keine Frage des Alters

Eine erstaunliche Erfahrung, die ich mit dieser Methode gemacht habe, betrifft die wundersame Heilung der Schulter meines 80-jährigen Vaters.

Im Juli 2016 fiel er auf der Straße hin und seine Schulter riss an drei Stellen. Er kam ins Krankenhaus, wo man ihm die Schulter verband und Physiotherapie verordnete. Sie verboten ihm die Schulter zu bewegen, Schweres zu heben und Auto zu fahren.

Nachdem ich davon erfuhr, schickte ich systematisch Spiralen der Erzengel Raphael und Haniel, aus der Ferne ebenso wie aus der Nähe, z.B. wenn ich bei ihm war. Seine Schulter wurde wieder ganz gesund – in der Hälfte der Zeit, die die Ärzte für die Heilung prognostiziert hatten.

Ganz besonders auffallend war, dass mein Vater in kürzester Zeit wieder Auto fahren konnte. Auch der Physiotherapeut war perplex als er erfuhr, dass sein Patient mit dem Auto zu seinen Terminen kam. Für sein Alter war diese schnelle Genesung wirklich ein Wunder.

Erzengel Raphael hatte ich für die Heilung seiner Schulter ausgesucht. Erzengel Haniel, um ihm Mut und Zuversicht zu schenken, da ihn dieser Unfall sehr mitgenommen hatte und die Ärzte ihm sagten, dass die Heilung aufgrund seines Alters sehr langwierig sein würde. Es war wundervoll für mich, mir dessen bewusst zu werden, dass kleine und große Wunder mit den Engelquantenspiralen möglich sind. Ich bin dem Universum so dankbar, dass mich mein Weg zu Mary und den Spiralen geführt hat.

Elena S.

Weg frei für die Ausbildung

Als Therapeutin setze ich die Engelquantenspiralen in allen meinen Sitzungen ein. Um noch tiefer in die Engeltherapie einzutauchen, wollte ich unbedingt die Ausbildung zur Engeltherapeutin bei Mary machen. Doch weder ließ mein knappes Einkommen es zu, noch hatte ich an den Wochenenden frei, an dem die Seminare stattfinden sollten, da ich Teilzeit im Geschäft meines Sohnes arbeitete.

Mein Sohn war kategorisch dagegen, mir Urlaub an diesen Wochenenden zu geben, geschweige denn, mich durch jemand anders zu ersetzen.

Voller Glauben und Vertrauen wählte ich die Spiralen aus, die mir dabei helfen sollten, an der Ausbildung teilzunehmen. Kurz darauf änderte mein Sohn seine Meinung und es fand sich auch das nötige Geld dafür.

Kathy D.

Endlich kein Mobbing mehr!

Mein 14-jähriger Enkel hatte zwei Monate lang große Probleme – er wurde von seinen Mitschülern gemobbt. Er hatte weder seinen Eltern noch mir etwas davon erzählt. Er fing an, psychosomatische Symptome zu zeigen und entwickelte einen Tick. Es kam der Moment, an dem er uns erzählte, was ihn beschäftigte.

Ich fing an, mit den Engelquantenspiralen zu arbeiten und nach zwei Tagen hatte sich die Situation in der Schule normalisiert.

So unglaublich es klingen mag, so wahr ist es. Ich danke allen Engeln, die uns in unserem Leben helfen.

Katharina H.

Keine postoperativen Schmerzen

Eine gemeinsame Freundin meiner Frau und mir musste in Graz am Schulterblatt operiert werden. Nach solch einer Operation folgen starke postoperative Schmerzen. Ihre Schwester informierte uns, dass der Arzt sie darauf hingewiesen hatte, dass die ersten 24 Stunden nach der Operation selbst mit Schmerzmitteln sehr schwer zu ertragen sind. Sie beschrieben sogar diese Phase als „das Gegenteil des Paradieses“.

Voller Vertrauen wendete ich die AQS Methode bei unserer Freundin an. Kurze Zeit nach der Operation erhielt ich eine Nachricht von ihrer Schwester.

Die Ärzte konnten es nicht fassen, dass ihre Patientin, ohne jegliche Einnahme von Schmerzmitteln, keinerlei postoperative Schmerzen hatte und unterhielten sich weiterhin erstaunt über diesen Ausnahmefall. Als sie aus dem Krankenhaus entlassen wurde, ging es ihr wunderbar.

Simon S.

Gewicht im Griff

Die AQS Methode hilft mir dabei, mir meiner Themen bewusst zu werden. Durch sie erlange ich das Bewusstsein über die Tiefe dieser Themen und komme auf schnellstem Weg zu Lösungen.

Ein wichtiges Thema für mich war immer die Ernährung. Aufgrund meiner Arbeit als Fremdenführerin kann ich nicht essen was ich möchte oder wann ich es möchte. So konnte ich meine Gewichtsprobleme nie in den Griff bekommen.

Seitdem ich allerdings die AQS Methode anwende, hat sich mein Bewusstsein verändert und ich gehe mit diesem Thema viel einfacher um. Ich freue mich, dass es die Engelquantenspiralen in meinem Leben gibt.

Marianna E.

Ein Kunde nach dem anderen

Ein Freund von mir bat mich, eine Engelquantenspirale zu schicken, damit mehr Kunden in sein Schmuckgeschäft kommen. Ich hatte es noch nicht so oft gemacht, doch mein Glaube daran war sehr stark.

Ich schickte also die Spiralen von Erzengel Michael und Zadkiel, um alle negativen Gefühle, Überzeugungen und Ängste gegenüber Reichtum aufzulösen und zu transformieren. Darüber hinaus verwendete ich die Spiralen von Melchizedek und Erzengel Uriel, um Reichtum zu manifestieren.

Nach einer Stunde rief mich mein Freund an und fragte mich, was ich getan hätte. Seit einer Stunde würde ein Kunde nach dem anderen in sein Geschäft kommen. Es sei sogar eine junge Dame ins Geschäft gekommen, die ihn fragte, ob er die Engelquantenspiralen und deren Kraft kenne. Sie gab ihm den Tipp, Schmuck in Form von Spiralen zu entwerfen. Er war völlig baff. Durch die vielen Kunden und die Anwesenheit der jungen Dame hatte er gemerkt, dass die Spiralen sofort gewirkt haben.

Wenn das kein Wunder ist!

Fani T.

Finanzielle Situation geheilt

Meine Freundin rief mich an und fragte mich, ob ich ihr helfen könnte. Es war kurz vor Ostern und sie war verzweifelt, da ihr Geschäft überhaupt nicht lief.

Mir kam sofort die AQS Methode in den Sinn und mit Hilfe des Engelspiralen-Diagramms wählte ich intuitiv

Erzengel Raphael. Da mir nicht klar war, wie die Spirale des Heilengels dem Geschäft helfen konnte, schaute ich nach seinen Einsatzmöglichkeiten nach und siehe da, er war zuständig für die Heilung von schwierigen finanziellen Situationen. Ich schickte ihr über ihren Schutzengel diese Spirale und sagte ihr, sie solle vertrauen.

Als ich am Nachmittag an ihrem Geschäft vorbei ging, war es so voll, dass sie nicht einmal Zeit hatte, mich zu begrüßen. Sie schickte mir von weitem zwei Küsse und bedankte sich mit einem großen Lächeln.

Tina A.

Diagnose: Krebsfrei

Als ich mit der Anwendung der Engelquantenspiralen begann, befand ich mich in der schwierigsten Situation meines Lebens.

Bei mir wurden Brustkrebs und metastasierender Leberkrebs mit mehreren Herden diagnostiziert. Da sich die Krebstumoren bereits in meiner ganzen Leber ausgebreitet hatten, waren sie inoperabel. Diagnose und Prognose waren niederschmetternd. Die Ärzte gaben mir nur noch ein paar Monate zu leben und verordneten intensive Chemotherapie in der Hoffnung, die Lebenserwartung zu erhöhen. Das war wie ein Flirt mit dem Tod, dessen Atem ich in meinem Gesicht spürte.

Ich hatte Angst. Ich weinte an diesem Abend so viel, dass ich danach das Gefühl hatte, ausgetrocknet zu sein. Die Medikamente, die ich bekam, waren so stark, dass ich nach jeder Chemotherapie nicht wusste, ob ich lebend rauskommen würde. Dann begannen die Nebenwirkungen. Ich verlor sämtliche Haare und mein Immunsystem kollabierte. Es folgten starke körperliche Schmerzen. Ich schaute in den Spiegel und erkannte mich nicht mehr.

Ich finde keine Worte, um die Gefühle zu beschreiben, mit denen ein Mensch in so einem Kampf konfrontiert wird. Ein Kampf, bei dem du nicht weißt, wie er ausgeht, doch in dem du alles geben und opfern musst.

Ich entschied mich für das Leben und dafür, es mit allen Mitteln zu verteidigen. Als Therapeutin wusste ich, dass ich Verantwortung übernehmen musste. Mir war bewusst, dass ich mir mit allen möglichen Methoden und auf allen Ebenen helfen musste, physisch, geistig und seelisch. Ich musste Stärke zeigen, erst einmal für mich und dann für meine minderjährigen Kinder und die Menschen, die mich lieben.

In diesem schwierigen und schmerzhaften Kampf waren Mary Zapiti und die Engelquantenspiralen meine mächtigen Verbündeten. Ich habe die Spiralen täglich angewendet und in Abständen therapierte Mary ebenfalls mein Feld. Wir säuberten permanent das Feld von negativen Informationen und Gefühlen. All das hat dabei geholfen, dass ich mit diesem Kampf umgehen und meinen Alltag bewältigen konnte, vor und nach der Chemotherapie und den Nebenwirkungen. Am Ende trug diese Therapie mit ihrer besonderen Art zu meiner Heilung bei. Vor kurzem bekam ich die letzten Untersuchungsergebnisse.

Der Krebs ist weg!

Weder in der Brust noch in der Leber hatte ich Tumore. Die Ärzte sprachen von einem vollkommenen Rückzug des Krebses. Ich möchte betonen, dass jeder Mensch einzigartig ist und der Krebs eine Krankheit, die von mehreren Faktoren abhängig ist. Der Patient braucht deshalb Unterstützung auf allen Ebenen.

Zum Abschluss möchte ich zwei Sachen betonen: Krebs ist heilbar, wenn der Mensch wirklich am Leben bleiben möchte und bereit ist, alles zurückzulassen was ihn krank macht. Eine Kombination aus konventionellen, spirituellen und alternativen Heilmethoden ist notwendig, begleitet von einer geeigneten psychologischen Unterstützung, auch aus dem sozialen Umfeld.

Dies kann das Leben verlängern, die Qualität der verbleibenden Lebenszeit verbessern, oder sogar vollständige Heilung bieten.

Maria K.

„Oma, etwas dreht sich in meinem Ohr"

Eine sehr intensive Erfahrung mit den Engelquantenspiralen betrifft einen fünfjährigen Jungen, den ich nie aus der Nähe zu Gesicht bekam. Er hatte Schmerzen am rechten Ohr, welche vom Hals-Nasen-Ohren-Arzt als Streptokokken Infektion diagnostiziert wurde. Da seine Großmutter bereits die heilende Wirkung der Spiralen an sich selbst erfahren hatte, bat sie mich, ihrem Enkel mit den Spiralen zu helfen.

Ich nahm Verbindung zu meinem Schutzengel auf, bat ihn, mit dem Schutzengel des Jungen Kontakt aufzunehmen und machte die Session mit dem AQS Kartenset. Eine halbe Stunde später rief mich die Großmutter an und erzählte mir, dass die Schmerzen im Ohr verschwunden waren. Interessanterweise erzählte der Junge, dass sich irgendwas in seinem Ohr drehte.

Zwei Tage später gingen sie zum HNO-Arzt, welcher keine Spuren einer Streptokokken Infektion mehr finden konnte. All das ohne jegliche Medikamente. Ganz allein mit den Engelquantenspiralen.

Eleni C.

Befreit von Nierensteinen

Kürzlich machte ich eine weitere Erfahrung mit der AQS Methode. Es ging um einen Freund, den ich schon ewig kenne. Er hatte starke Schmerzen an seiner rechten Niere.

Ich bat ihn, Kontakt zu seinem Schutzengel aufzunehmen und ich bat Erzengel Raphael, seine Heilspirale in seine rechte Niere zu schicken und jegliche Fremdkörper von ihr zu entfernen. In diesem Moment sah ich vor meinem geistigen Auge, wie eine grüne Spirale einen Stein durch einen kleinen Schlauch nach unten drückte.

Als die Sitzung beendet war, sagte mein Freund, dass er gespürt hatte, wie sich der Schmerz nach unten verlagerte und dass ihn dies etwas verängstigte.

Eine Stunde nachdem er wieder zu Hause war, schickte er mir eine Nachricht: „Ich habe es dir und der Spirale von Erzengel Raphael zu verdanken, dass ich drei Nierensteine uriniert habe (und einer Schmerztablette, um die Schmerzen beim Ausscheiden der Steine zu ertragen). DANKE!“

Zwei Wochen nach unserem Termin spürte mein Freund noch die Spirale und schied weitere kleinere Nierensteine aus.

Nadja M.

Endlich wieder Leben und Lieben

Meine Teilnahme an AQS Quantenfeldaufstellungen, die eine neu entwickelte Aufstellungsmethode von Mary ist, hat mein Leben komplett verändert.

Zwei Scheidungen habe ich hinter mir. Eine Tochter aus erster Ehe hatte ich seit 18 Jahren nicht mehr gesehen. Alle meine Kontaktversuche waren gescheitert. Nach den zwei AQS-Aufstellungen passierten drei Wunder.

Das erste war, dass meine Tochter den Kontakt zu mir suchte. Das zweite war, dass die schwierigen Beziehungen zu meinen beiden Söhnen aus meiner zweiten Ehe harmonisch geworden sind. Das dritte war jenseits meiner Vorstellung: Zwischen meinen Exfrauen und mir entstand eine unverhoffte freundschaftliche Beziehung.

Jetzt kann ich endlich das Leben genießen und die Liebe fließen lassen. Ich danke dir liebe Mary und den Engeln aus tiefstem Herzen.

Jakob K.

Ein Herz, das endlich fühlt

Ich wurde von Mary Zapiti in der AQS Quantenfeldaufstellung ausgebildet und möchte gerne eine meiner Erfahrungen teilen.

Eine junge Klientin kam mit der Frage zu mir, was die Ursache dafür sei, dass sie nichts fühle. Keine Aufstellung ist wie die andere und jede hat ihre ganz besondere, eigene Energie. In diesem Fall beschreibe ich einen Auszug aus dieser Aufstellung.

Ich hatte das Bild vor Augen, dass die Ursache hierfür mehrere Generationen zurücklag. Ich nahm einen Stellvertreter für die Person, bei der dieses „Nichtfühlen" begann. Sofort hatte der Stellvertreter eine sehr steife Haltung und seine Gesichtszüge waren streng. Er meinte, er fühle sich wie ein Soldat, der Befehle entgegennimmt und ausführt. Daraufhin nahm ich ein großes Kissen, welches ich (ohne es laut zu sagen) stellvertretend für sein „Herz" nahm. Sobald er das sah, sagte er: „Wenn ich ein Messer hätte, würde ich genau in die Mitte hinein stechen".

Das sind genau die Momente in den AQS Aufstellungen, in denen ich so dankbar für die Engelquantenspiralen bin. Ich verband ihn mit mehreren Spiralen, ohne die es nicht möglich gewesen wäre, sein Herz zu erweichen.

Da sich am Anfang der Aufstellung gezeigt hatte, dass meine Klientin mit ihm verstrickt war, hatte die Tatsache, dass ihr Vorfahr wieder fühlte, einen direkten Einfluss auf sie. Das zeigte sich durch einen Gefühlsausbruch mit intensivem Weinen. Nach ihrer Aussage fühlte sie eine große Erleichterung, nachdem ich einen Stellvertreter für ihren Schutzengel aufstellte. Bei unseren nachfolgenden

Treffen bestätigte sie mir, dass sie sich seitdem erleichtert fühlt und auch das Vertrauen hat, dass sich alles zu ihrem Besten entwickeln wird.

Ich bin so dankbar, dass ich Mary kennengelernt habe und sie mich mit ihrer lebensbejahenden Art in die Engelswelt eingeführt hat – ich kann diese Dankbarkeit schwer in Worte fassen.

Die AQS Methode hat das Leben meiner Klienten und mein eigenes auf eine Weise bereichert, wie ich es nicht für möglich gehalten hätte.

Nafsika S.

EPILOG
Channeling von Erzengel Jophiel

Wir Engel freuen uns,
dass dich unsere Energie erreicht hat.
Wir haben dich gesucht,
du hast uns gefunden.
Es ist unser Wunsch, dass dieses neue Wissen
dir ein neues Bewusstsein, Licht, Kraft, Liebe
und alle Ressourcen schenkt, um ein Lichtarbeiter zu sein.
Dieser Weg hat nur einen Anfang und kein Ende.
Du befindest dich bereits auf dem Engelsweg.
Möge dir dieser Weg,
alle Wunder schenken, die du dir wünschst.
Du hast unsere Unterstützung und unseren Segen!

Anhang
Quantenexperimente

Die Quantentheorie und das Doppelspaltexperiment werden anschaulich im Film „What the Bleep do we (k)now!?"[22] erklärt.

Zwei interessante Artikel zum Thema Quanten Experimente möchte ich dir nicht vorenthalten. Der erste Artikel geht auf den Zusammenhang zwischen Zeit und Quantenwellen ein:

Vergangenheit, Gegenwart und Zukunft im Sinne der Quantenphysik [23]

[…]

Ist es möglich durch Gedankenkraft die Zukunft zu beeinflussen? Neuere Forschungsergebnisse besagen ein eindeutiges Ja! Wir können es – mehr, als wir ahnen. Die Quantenphysiker haben etwas sehr erstaunliches entdeckt und damit einmal mehr aufgezeigt, dass wir tatsächlich unser Leben jederzeit komplett verändern können und damit im Rahmen der Möglichkeiten auch alles verwirklichen können. Wie bereits wissenschaftlich erwiesen, senden wir durch unsere Gedankenkraft Energien aus. Natürlich sendet nicht nur ein einzelner oder manche Menschen solche Gedanken-Energien aus, sondern alle Menschen. Da gleichwellige Energien sich gegenseitig anziehen, ist die logische Konsequenz davon, dass nicht nur wir Menschen und auch Ereignisse anziehen, sondern wir auch selber – und zwar im gleichen Maß – von anderen Menschen und Ereignissen angezogen werden. Voraussetzung dafür ist, dass beide Energien miteinander in Resonanz treten, also ähnlich schwingen.

Nun hat man aber in der Quantenphysik herausgefunden, dass sich sogenannte Quantenwellen – zum Beispiel unsere Gedanken und Überzeugungen – nicht nur räumlich ausbreiten, sondern auch zeitlich. Sie breiten sich nicht nur im Raum aus, sondern auch in der Zeit (= Zeitwellen). Es gibt also Quantenwellen, die von der Vergangenheit in die Zukunft laufen, sogenannte normale Quantenwellen. Es gibt überdies Energiewellen – sogenannte konjugiert komplexe Wellen – die sich von der Zukunft in die Vergangenheit ausbreiten! Das ist doch sehr erstaunlich. Und dennoch ist es so. Die Wellen, die in die Zukunft laufen, werden Angebotswellen genannt, und die in die Vergangenheit zurücklaufenden Wellen werden als Echowellen bezeichnet.

Treffen nun beide Wellen aufeinander, kommt uns also eine solche Echowelle aus der Zukunft entgegen und trifft auf eine von uns ausgesandte Angebotswelle, moduliert die eine Welle die andere und es entsteht als Produkt der beiden Wellen eine sogenannte Ereigniswahrscheinlichkeit. Die Wahrscheinlichkeit, dass ein Ereignis eintritt, resultiert laut Quantenphysik aus dem Zusammentreffen einer Angebotswelle aus der Vergangenheit und einer ›passenden‹ Echowelle aus der Zukunft.

Um dies besser zu verstehen, könnten wir das Ganze mit der Funktionsweise eines Faxgeräts vergleichen Versenden wir ein Fax, nimmt unser Gerät erst einmal Kontakt mit dem angewählten Faxgerät auf und tauscht bestimmte Prüfsignale aus. Erst dann, wenn sich beide Geräte auf einen gemeinsamen Übertragungsstandard geeinigt haben, kommt es zu einem Datenaustausch. Auf ähnliche Weise kommunizieren Vergangenheit und Zukunft miteinander und erschaffen bei Zusammentreffen passender Signale sozusagen auf halber Strecke ein konkretes Ereignis hoher Wahrscheinlichkeit, das heißt, eine erlebte Gegenwart. Das bedeutet nichts anderes, als dass nicht nur die Vergangenheit die Zukunft beeinflusst, sondern auch die Zukunft die Vergangenheit! Unser Verstand tut sich ein bisschen schwer mit dieser Vorstellung, da Zeit für uns bisher immer nur linear vonstatten ging, und zwar von der Vergangenheit in die Zukunft. Und nun soll das auch umgekehrt möglich sein?

Professor John G. Cramer der Physik-Professor an der Universität von Washington/Seattle/USA ist, hat diese Hypothese aufgestellt.

Heute ist diese nicht nur mehrfach bestätigt, sondern hat erst Paradoxien innerhalb der Quantenphysik überhaupt erst erklärbar gemacht. Dies bedeutet also: Die Zukunft ist nicht weniger real als die Vergangenheit. Die Zukunft existiert bereits „irgendwo da draußen“. Ansonsten könnte sie keine Wellen in die Vergangenheit – also in unsere Gegenwart – zurückschicken. Auch deine Zukunft existiert bereits – jetzt in dieser Sekunde. Und dennoch ist sie nicht vorbestimmt, denn wir haben die Möglichkeit, uns verschiedene Arten der Zukunft zu wählen. Genau genommen haben wir – gemäß neuer, wissenschaftlicher Erkenntnisse – erst dadurch, dass unsere Zukunft bereits besteht, die Möglichkeit, uns eine passende herauszusuchen. Wie soll das gehen, wenn sie doch bereits existiert? Ist sie dann nicht schon festgeschrieben? Nein, denn unsere Zukunft existiert zwar bereits, aber in unzähligen Variationen. […]

Im zweiten Artikel wird das *„delayed-choice“-Experiment* vorgestellt: [24]

Quanten-Experimente zeigen, wie die Gegenwart die Vergangenheit ändern kann und das ist noch nicht alles…

[…] Es gibt ein weiteres bahnbrechendes, seltsames Experiment, das ebenfalls enorme Auswirkungen auf das Verständnis der Natur unserer Realität hat, genauer gesagt, auf die Natur dessen, was wir als „Zeit“ bezeichnen. Es ist als das „delayed-choice“ Experiment (verzögerte Wahl) oder als „Quantenradierer“ bekannt, und es kann als eine modifizierte Version des Doppelspaltexperimentes betrachtet werden. Um das „delayed choice“ Experiment zu verstehen, muss man das Quantendoppelspalt-Experiment verstehen. […]

Das „delayed-choice“ Experiment zeigt wie das, was in der Gegenwart geschieht, das verändern kann, was in der Vergangenheit passiert(e). Es zeigt auch, wie die Zeit rückwärtsgehen kann, wie Ursache und Wirkung umgekehrt werden können, und wie die Zukunft die Vergangenheit verursacht.

[…] „Wenn wir versuchen, dem Quantenzustand eines einzelnen Systems eine objektive Bedeutung zuzumessen, erscheinen kuriose Paradoxe: Quanteneffekte imitieren nicht nur augenblickliche Aktionen aus der Entfernung, sondern beeinflussen auch, wie hier zu sehen ist, zukünftige Aktionen von vergangenen Ereignissen, selbst nachdem diese Ereignisse unwiderruflich aufgezeichnet wurden."

Asher Peres, Pionier in der Quanteninformationstheorie

Danksagungen

Mein erster Dank gebührt meinem Schutzengel. Ohne dich, mein liebevoller Begleiter, wäre ich nicht hier. Du hast mich aus der Dunkelheit ins Licht geführt. Du hast mich gelehrt allen zu verzeihen und alle zu lieben. Meine Unwissenheit hast du in ein himmlisches Wissen verwandelt.

Du hast mir die Welt der Engel eröffnet – Dimensionen, von denen ich nicht zu träumen gewagt hätte. Nun kenne ich meinen Lebensweg und meine Aufgabe und nehme sie mit Liebe an.

Und ihr, liebe Engel aus allen Sphären, meine größten Lehrer, ich verneige mich vor eurer Weisheit und Liebe, die ihr mir nie versagt habt.

Meine liebe Familie, ihr seid so wertvoll für mich. Ihr standet mir in allen Lebenslagen mit Liebe beiseite und habt an mich geglaubt. Ich liebe euch.

Meine Freunde. Wie sehr ihr doch mein Leben bereichert. Unvorstellbar euch wegzudenken. Wie schön, dass es euch gibt.

Meine wundervollen Lehrer. Durch euer Wissen, eure Weisheit und Erfahrung habt ihr wesentlich zu meiner Entwicklung beigetragen. Meine Dankbarkeit lässt sich schwer in Worte fassen, denn ihr habt mein Leben verändert.

Meine lieben Schüler. Ich danke euch für euer Vertrauen. Ich bin mir der Verantwortung bewusst, die das Weitergeben von Wissen mit sich trägt. Euer Weiterkommen liegt mir sehr am Herzen.

Meine lieben Klienten und Seminarteilnehmer. Ihr seid eine fortwährende Bereicherung. Was für ein Segen täglich neue Menschen in ihren Anliegen begleiten zu dürfen und sich an ihren Veränderungen zu freuen.

Liebe Nafsika, ohne dich hätte ich mein erstes Buch nicht schreiben können. Dein Charisma, meine Ideen in Worte zu fassen, gibt diesem Buch seine ganz besondere Note. Ich danke dir für die harmonische Zusammenarbeit voller Inspiration, Humor und für die Freundschaft, die sich daraus entwickelt hat.

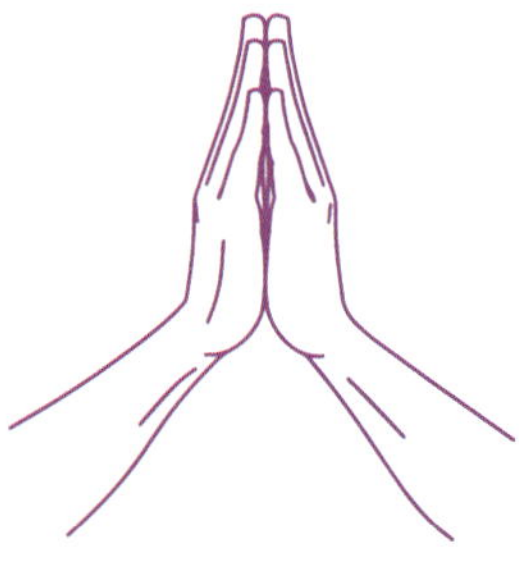

Über die Autorin

Alles begann damit, dass Mary 1996 eine außerkörperliche Erfahrung mit Engeln machte. Das führte dazu, dass sie ihr Leben total umkrempelte. Sie studierte Psycho- und Traumatherapie und beschäftigte sich besonders mit den Lehren der Engel und verschiedenen Methoden der Quantenheilung. Sie ist die Gründerin der „Academy of Angel Healing" in Athen, wo sie seit vielen Jahren sehr erfolgreich eine umfassende Ausbildung in Engeltherapien und der „AQS Quantenfeldaufstellung" anbietet.

Als Erfinderin der „Angelic Quantum Spirals Methode" hat sie es sich zur Aufgabe gemacht, diese der ganzen Welt zu übermitteln. Ihr Traum ist es, so vielen Menschen wie möglich zu helfen, ihr Leben innerhalb kürzester Zeit in allen Bereichen zu verändern. Nur so können die Wunder der Engelspiralen ein neues Engelsbewusstsein auf der Erde verankern.

Was sie ausmacht, ist ihre fröhliche und unkomplizierte Art ihr Wissen zu vermitteln und ihr besonderes Charisma. Sie hat es sich zum Lebensziel gemacht, anderen Menschen zu helfen, mit Leichtigkeit über ihre Probleme hinwegzukommen und wieder Lebensfreude und Erfolg zu genießen. Dies erreicht sie durch ihr reichhaltiges therapeutisches Wissen und Erfahrung, ihre beeindruckende außersinnliche Wahrnehmung, menschliche Wärme und ihren Zugang zu der Engelswelt.

Quellenangaben

1.Website: https://rp-online.de/panorama/deutschland/umfrage-jeder-zweite-deutsche-glaubt-an-schutzengel_aid-21434193 (Quelle dpa 2016). Letzter Zugriff: 5.6.2019

2. Website: https://www.tagesspiegel.de/gesellschaft/panorama/glauben-jeder-zweite-amerikaner-glaubt-an-engel/1329238.html. Letzter Zugriff: 5.6.2019

3. Leonie von Oldenburg (2016): „Moderne Esoterik am Beispiel von Engel-Orakel-Karten. Verwendung und Verfremdung religiöser Vorstellungen und Sujets". Dissertation zur Erlangung des akademischen Grades Doktor der Philosophie in der Philosophischen Fakultät der Eberhard Karls Universität Tübingen, https://publikationen.uni-tuebingen.de/xmlui/handle/10900/69440.
Letzter Zugriff: 5.6.2019

4. Matthew Fox/Rupert Sheldrake (1998): Engel, die kosmische Intelligenz, Kösel-Verlag der Verlagsgruppe Random House GmbH, München (Kapitel Thomas von Aquin).

5. Gregg Braden (2008): Der Realitäts-Code, Koha-Verlag

6. Die AQS Quantenfeldaufstellung, ist eine von Mary Zapiti entwickelte neue Aufstellungsmethode *(siehe Angelic Quantum Spirals Seminare)*

7. Bruce Lipton, Intelligente Zellen – Wie Erfahrungen unsere Gene steuern, Koha Verlag, 2014

8. Gregg Braden – Das Gefühl ist das Gebet / The Feeling is the Prayer, Website: https://www.youtube.com/watch?v=1SFV5GGFzro. Letzter Zugriff: 5.6.2019

9. Zitat von Martin Luther King Jr., frei aus dem Englischen übersetzt: „*[…] We must learn that to trust God with the expectation that he will do everything while we do nothing, is not faith, but superstition.*" Erschienen in: "The Papers of Martin Luther King Jr." (2007), S. 552

10. Zitat von Albert Einstein, frei aus dem Englischen übersetzt: "*[…] Imagination is more important than knowledge. Knowledge is limited. Imagination encircles the world.*" Erschienen in: The Saturday Evening Post, *"What life means to Einstein. An Interview by George Sylvester Viereck"*, Oct.26th 1929

11. Helmut Kuntz, GIB DEINER SEELE RAUM: Heilsame Wege zur Selbstliebe und inneren Ruhe, Verlag Fischer & Gann, 2017

12. Dr. David Hawkins, Power vs. Force (Englisch) 2014, Hay House Verlag, S.146 [eigene Übersetzung aus dem Englischen].

13. Die Studie wurde in voller Länge (Englisch) veröffentlicht in: Scientific Research on Maharishi's Transcendental Meditation
Kap. 1, 98, S. 639-648

14. Orme-Johnson, D. W., Alexander, C. N., Davies, J. L., Chandler, H. M., & Larimore, W. E. (1988). International

peace project in the Middle East: The effects of the Maharishi Technology of the Unified Field [dt.: Internationales Friedens-
projekt im Mittleren Osten: Die Wirkungen der Maharishi Technik des einheitlichen Feldes]. Journal of Conflict Resolution, 32(4), 776-812.

15. Max Planck in seiner Rede in Florenz, 1944: „Das Wesen der Materie“. Archiv zur Geschichte der Max-Planck-Gesellschaft, Abt. Va, Rep. 11 Planck, Nr. 1797

16. Sir James Jeans, Physiker, Astronom und Mathematiker, wird zitiert von Richard Conn Henry in seinem Artikel “*The mental Universe*”, NATURE | Vol 436 | 7.7.2005

17. Richard Conn Henry, Professor der Physik und Astronomie an der Johns Hopkins Universität, Artikel: “*The mental Universe*”, NATURE | Vol 436 | 7.7.2005

18. Dr. Andrew Truscott, Australian National University, Artikel in Science Daily auf englisch, „Experiment confirms quantum theory weirdness”, Website: https://www.sciencedaily.com/releases/2015/05/150527103110.htm, Letzter Zugriff: 14.6.2019

19. Einstein sagt: Zitate, Einfälle, Gedanken, Herausgegeben von Alice Calaprice, Piper Verlag; Juli 2007

20. Hermann Weyl, „Philosophie der Mathematik und Naturwissenschaft“, Leibniz Verlag, 1927

21. Zitat des Philosophen und Physiker Vesselin Petkov von der Concordia University im kanadischen Montreal aus „Bild der Wissenschaft“, Heft 1/2008

22. What the Bleep do we (k)now!? – Ich weiß, dass ich nichts weiß!, 2004, *(Originaltitel: What the Bleep Do We Know!?),* DVD, Mark Vicente, Betsy Chasse, William Arntz; Das Mysterium - Quantenbewusstsein (Ausschnitt aus dem Film): https://www.youtube.com/watch?v=h9X5OMTetqI&feature=youtube, Letzter Zugriff: 14.6.2019

23. Website: https://www.landlive.de/blogs/entries/2840/ Letzter Zugriff: 14.6.2019

24. Website: http://transinformation.net/quanten-experimente-zeigen-wie-die-gegenwart-die-vergangenheit-aendern-kann-und-das-ist-noch-nicht-alles;
Letzter Zugriff: 14.6.2019

Seminare mit Mary Zapiti

Hat dir gefallen, was du bisher gelesen hast? Dann möchte ich dir ans Herz legen, an einem meiner *AQS Seminare* teilzunehmen, um die einzigartige Welt der Engel noch tiefer zu erleben. Auf **www.maryzapiti.com** findest nähere Informationen sowie die aktuellen Termine meiner Online- und Live-Seminare.

AQS Basic Seminar
Jeder hat ein Recht auf Wunder!
Bei diesem Seminar eignest du dir, tieferes Wissen über die Wirkungsweise der Methode der Wunder an und lernst die unendlichen Möglichkeiten ihrer Anwendung kennen. Durch viele praktische Beispiele siehst du, in welchen Situationen du sie anwenden kannst.
Nach diesem Seminar wirst du in der Lage sein, auf spielerische Weise die Engelspiralen in deinem Alltag anzuwenden, um so täglich Wunder zu kreieren und erleben.

AQS Initiation mit der Multidimensionalspirale
Bei der spirituellen Initiation der Multidimensionalspirale wirst du mit den höheren Ebenen der Engel, dem höhe-

ren Bewusstsein, sowie mit der Quelle der unbegrenzten Möglichkeiten verbunden. Sie verankert sich in deinem Seelen-Chakra.

Sie aktiviert alle deine Energiekörper, öffnet deine Chakren, sorgt für einen verstärkten Energiefluss in deinem gesamten Energiesystem und erhöht so deine Schwingung. Diese Spirale bringt dich in Resonanz mit den hochfrequenten Energiefeldern der Engel-Heilenergie.

Die Einweihung löst einen spürbaren Heilungs- und Reinigungsprozess aus. Während und nach der Einweihung können Heilreaktionen auf körperlicher, geistiger und seelischer Ebene stattfinden.

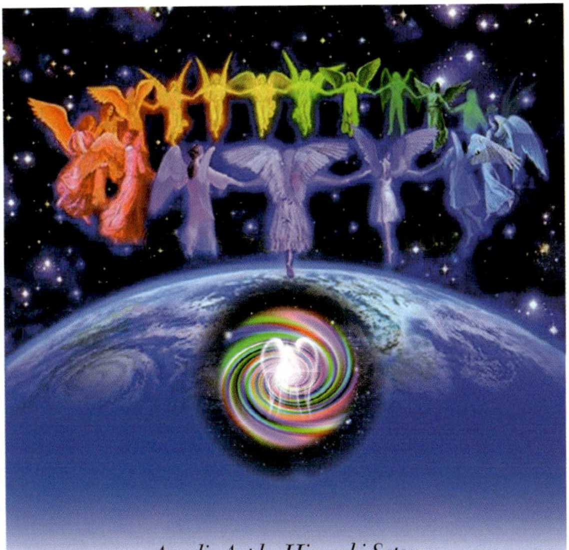

Angelic Art by Hiroyuki Satou

Darüber hinaus hast du die Möglichkeit, während der Initiation bewusst all das, was du bereit bist loszulassen, in die Multidimensionalspirale abzugeben. Das können negative Gefühle, Glaubenssätze und Denkmuster sein. Genauso aber auch Situationen, die dir das Leben erschweren, disharmonische Beziehungen oder auch Körpersymptome. Oft geschehen auch Spontanheilungen während der Initiation.

Die Initiation ist ein sehr wichtiges Element der „Angelic Quantum Spirals Methode." Durch sie wirst du zum Kanal für die Engelquantenspiralen. Gleichzeitig ist sie Voraussetzung für „AQS Quantum Connecting" und alle AQS Levels.

AQS Quantum Connecting

Bei diesem Seminar lernst du, wie du dich oder eine andere Person mit Frequenzen und Informationen bestimmter Engelspiralen verbindest.

Du wirst in der Lage sein, wichtige Themen, die dich beschäftigen, auf eine besonders effektive Art zu transformieren.

Gleichzeitig erhältst du wichtige Hilfsmittel, um dir bewusst zu werden, welche die Ursachen deiner Probleme sind, um so deren Wiederholung zu vermeiden.

AQS Quantum Connecting basiert auf der Theorie der 2-Punkt-Methode mit vier essentiellen Unterschieden:

- Durch die AQS Initiation bist du ein Kanal für hochfrequente Engelsenergien und ihre Spiralen

- Jede Session steht unter dem Schutz und der Führung der Engel
- Bei jedem Connecting weißt du, mit welcher Energie bzw. Information du verbunden wirst
- Mit der Durchführung des AQS Vorbereitungsrituals sicherst du dir eine erfolgreiche Session

Ohne diese vier Punkte, kann es sein, dass du auf einer niedrigen Frequenz schwingst (z.B. weil du traurig, ängstlich, wütend oder erschöpft bist). Somit läufst du Gefahr, gemäß dem Gesetz der Anziehung, dich oder die andere Person, mit einer gleichschwingenden, negativen Frequenz bzw. Information des Feldes zu verbinden und dadurch ein entsprechendes Ergebnis zu erhalten.

AQS Steps to Success

In diesem Seminar lernst du, wie du ein von dir gesetztes Ziel erreichen kannst. Beginnend mit dem ersten und essentiellen Schritt, wird dir bewusst, ob dieses Ziel mit deinem Seelenplan im Einklang ist.

Durch diesen Prozess, wirst du bei jedem Schritt tiefgehende Einsichten gewinnen und erkennen, was dich bisher gehindert hat, dein Ziel zu realisieren. Mit Hilfe der Engelspiralen stehen dir die notwendigen Ressourcen zur Verfügung, diese Hindernisse aus dem Weg zu räumen, um dich zu deinem Herzensziel zu führen.

AQS Timetravel – Der Schlüssel zur Akasha Chronik
Das wertvolle Wissen, welches dir in diesem Seminar übermittelt wird, hilft dir, die Probleme zu lösen, deren Ursachen du dir nicht bewusst bist. Du wirst erfahren, wie der Zugang zu Informationen aus deiner Vergangenheit und deiner Zukunft möglich ist. Mit Hilfe deines Schutzengels und Erzengel Metatron, begibst du dich auf eine Zeitreise. Durch sie wirst du erkennen, welche schmerzhaften Erinnerungen, Muster und Traumata aus der Vergangenheit bzw. aus früheren Leben, deine aktuellen Themen verursachen.

Während des Prozesses des AQS Timetravel erfährst du, wie diese im Laufe deines Lebens immer wieder auf unterschiedliche Weise zum Ausdruck kommen und neue Probleme erschaffen. Wenn du diese Ursachen nicht heilst, werden sie mit Sicherheit deine Gegenwart, aber auch deine Zukunft beeinflussen.

Ebenfalls wird dir bewusst, welche negativen Projektionen du bereits in Bezug auf die Zukunft gemacht hast und auf diese Weise deine Realität im Voraus erschaffen hast *(siehe Selbsterfüllende Prophezeiung)*.

Die Timeline-Spirale von Erzengel Metatron hilft dir, blockierende Informationen aus der Vergangenheit und der Zukunft zu erkennen und ihre negativen Auswirkungen im Feld zu neutralisieren. Gleichzeitig werden mit Hilfe weiterer Engelspiralen die Geschehnisse so transformiert, dass sie deine Realität umgehend positiv beeinflussen und verändern. Zusätzlich erhältst du zwei Meditationsübungen zu Akasha Chronik Reading (Audio).

AQS Success & Abundance
Ein dynamisches Seminar über Erfolg und Reichtum, in dem nichts dem Zufall überlassen wird. Hier erfährst du die geheimen Erfolgsfrequenzen der Engel, die dich mit dem Feld des Reichtums verbinden. So eröffnen sich dir unendliche Möglichkeiten zur Erfüllung deiner Träume.

Mit Hilfe bestimmter Engelspiralen wirst du in der Lage sein:

- die richtigen Personen anzuziehen, die du für deinen Erfolg brauchst, wie z.B. Kunden, Mitarbeiter, Geschäftspartner, Investoren, Sponsoren, Verlage, Arbeitgeber, Manager und andere
- Gegenstände und materielle Güter zu manifestieren (zu günstigen Preisen, Gelegenheitskäufe oder sogar kostenlos)
- deine Ziele zu erreichen
- kreative Ideen und Inspirationen zu haben, die dir und anderen Erfolg bringen

Bei diesem Seminar erhältst du ein Geschenk von unschätzbarem Wert, welches dich auf deinem Weg zu Erfolg und Reichtum täglich begleiten wird.

AQS Relationship Healing

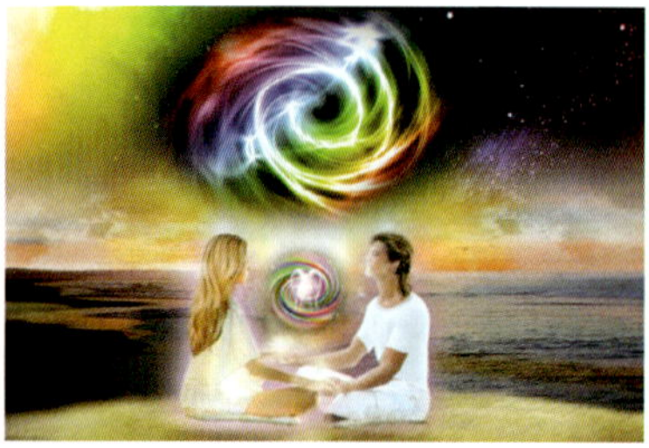

Ein einzigartiges Seminar mit beeindruckenden Ergebnissen, das der Heilung und Harmonisierung zwischenmenschlicher Beziehungen dient. Hier lernst du die Energiefelder zweier Menschen mit Hilfe der AQS Chakra Spiralen in Einklang zu bringen, sodass keiner von beiden dem anderen Energie abzieht und ihn dadurch schwächt. Auf diese Weise ist in der Beziehung ein ausgeglichener Energieaustausch möglich, in dem sich beide wohl fühlen.
Durch das AQS Relationship Healing wird dir bewusst:

- was dich schwächt
- was dich blockiert
- was dich auf Distanz hält
- was dich daran hindert, harmonische und erfüllte Beziehungen zu haben
- warum du Menschen anziehst, die nicht zu dir passen

Ein Highlight dieses Seminars ist die Harmonisierung mit deinem zukünftigen potenziellen idealen Partner. Dieser Prozess hilft dir zu erkennen, welche Blockaden dich daran hindern, diesen Partner anzuziehen. Die AQS Chakra Spiralen harmonisieren und heilen dann das Energiefeld zwischen euch, sodass dieser zukünftigen Beziehung nichts mehr im Wege steht.

AQS Quantum Field Constellation – AQS Quantenfeldaufstellung

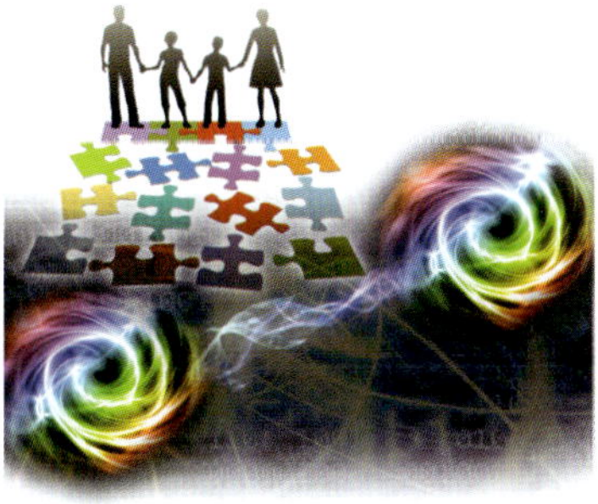

Hierbei handelt es sich um eine von mir entwickelte neue Aufstellungsmethode. Das Außergewöhnliche an ihr ist, dass sich die Informationen des Quantenfeldes mit Hilfe der Engel auf besondere Art offenbaren. So wird der Zugriff zu den Wahrheiten und Geheimnissen der Ursachen eines Problems auf besondere Weise ermöglicht.

Ganz wesentlich ist, dass mit Hilfe der Engelquantenspiralen das Feld und alle Personen, die mit dem Problem in Verbindung stehen, durch die hochfrequenten Schwingungen und Informationen in Einklang gebracht werden.

Dies ist eine neue Dimension der Aufstellung und ihre beeindruckenden Ergebnisse bestätigen dies. Bei allen Teilnehmern der Quantenfeldaufstellung, unabhängig davon, ob ihr Anliegen bearbeitet wird oder nicht, finden bemerkenswerte Veränderungen in ihrem Leben statt.

AQS Quantum Correcting Higher State of Being (HSB)
In diesem außergewöhnlichen Seminar lernst du, Quantenkorrekturen durchzuführen, die dich auf deinen „Höheren Seinszustand“ bringen. Jeder Mensch, jeder Organismus im Pflanzen- oder Tierreich und jede Situation, hat einen „Höheren Seinszustand“, der erreicht werden kann und der den Engeln bekannt ist. Eine Ebene, die den idealen Zustand beschreibt, in dem das gesamte Potential enthalten ist.

Du wirst sehr viele Werkzeuge zur Hand bekommen, mit denen du bis aufs kleinste Detail Blockaden erkennen wirst und Energien in ihren verschiedenen Formen unterscheiden kannst (positiv/negativ, kraftvoll/schwach, aufbauend/zerstörend uvm.).

Im Anschluss wirst du dann Korrekturen mit der Multidimensionalspirale vornehmen. AQS Quantum Correcting HSB eignet sich insbesondere, um Körper, Geist und Seele in den „Höheren Seinszustand“ in Bezug auf das bearbeitete Thema zu bringen.

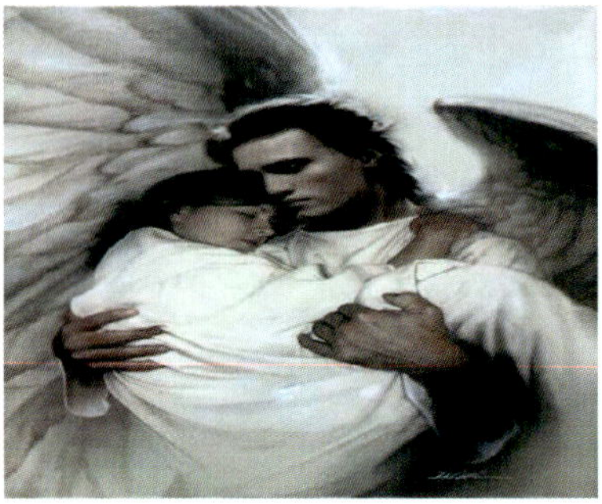

AQS Traumatherapie
Eine Therapie die dir hilft mit den sanften Energien der Engel, deine Traumen zu überwinden.

Academy of Angel Healing Ausbildung zum ganzheitlichen Engelquantentherapeuten

Diese umfangreiche Ausbildung ist für Menschen bestimmt, die auf der Suche nach Wissen und Wahrheiten sowie den Geheimnissen des Lebens sind und eine neue Wahrnehmung und ein neues Bewusstsein erreichen möchten.

Sie fördert deine persönliche Entwicklung, damit du auch anderen Menschen helfen kannst ihre Probleme zu überwinden und den wahren Sinn ihrer Existenz zu erfahren.

Während dieser Ausbildung werde ich dir sehr viele Praxisübungen vermitteln, sowie das Wissen über die Engelswelt und das Quantenfeld.

Wesentliche Bestandteile sind von mir entwickelte, jahrelang erprobte und gelehrte Methoden mit einzigartigen Ergebnissen.

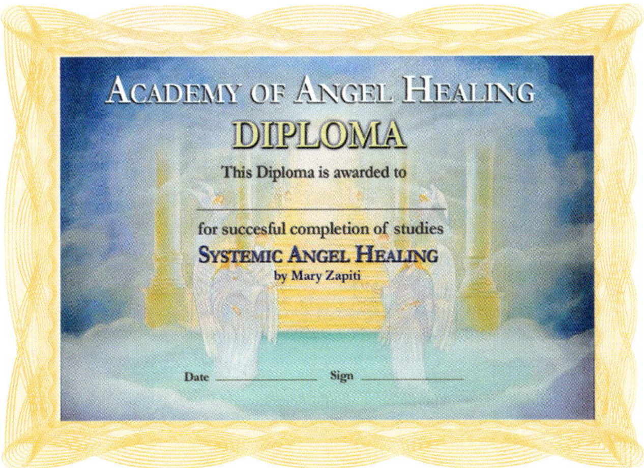
ACADEMY OF ANGEL HEALING
DIPLOMA
This Diploma is awarded to
for succesful completion of studies
SYSTEMIC ANGEL HEALING
by Mary Zapiti
Date
Sign

- **Die Systemischen Engelheilkarten & AQS Engelspiralkarten**
  Weltweite Exklusivität

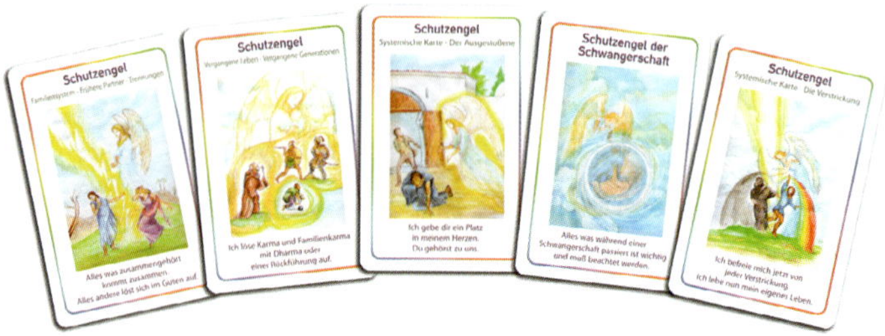
Schutzengel
Alles was zusammengehört kommt zusammen. Alles andere löst sich im Guten auf.
Schutzengel
Vergangene Leben · Vergangene Generationen
Ich löse Karma und Familienkarma mit Dharma oder einer Rückführung auf.
Schutzengel
Systemische Karte · Der Ausgestoßene
Ich gebe dir ein Platz in meinem Herzen. Du gehörst zu uns.
Schutzengel der Schwangerschaft
Alles was während einer Schwangerschaft passiert ist wichtig und muß beachtet werden.
Schutzengel
Systemische Karte · Die Verstrickung
Ich befreie mich jetzt von jeder Verstrickung. Ich lebe nun mein eigenes Leben.

Durch das Erlernen der Systemischen Engelheilkarten-Legungen bekommst du eine wertvolle Führung von den Engeln, die dir auf einfache und himmlische Art helfen, Zugang zu allen Informationen zu gewinnen. Sie zeigen dir, welches die echten Gründe sind, die sich hinter Problemen verbergen, genauso wie die Lösungen, die sie bereithalten. Die AQS Engelspiralkarten helfen dir dann, mit den hochfrequenten Energien das Thema in Lichtgeschwindigkeit zu transformieren.

- **AQS Quantum Field Constellation**
  Die neue Dimension der Aufstellung
- **Jenseitskontakte mit Hilfe der Engel**
- **Rückführungen in vorherige Leben**

Diese Ausbildung ist einmalig in ihrer Art und wird deinen Horizont erweitern und somit dein Leben verändern. Die Engel haben mir all diese wunderschönen Hilfsmittel übermittelt, die ich mit Freude mit dir teilen werde.

Die Amulette
Glücksbringer der Engel

Alle Amulette werden mit Hilfe eines speziellen Quanten-bioresonanz-Gerätes mit Energien, Frequenzen und Eigenschaften der Erzengel oder aufgestiegener Meister aktiviert.

Die Amulette der Unendlichkeitsspiralen der klaren Intention

Die Unendlichkeitsspiralen bestehen aus zwei mächtigen Ursymbolen: der Spirale und dem Symbol der Unendlichkeit. Diese Amulette bauen durch die Energie der himmlischen Wesenheiten und deiner klaren Intention ein starkes Feld auf, um einen dauerhaften und permanenten Zustand zu erschaffen.

So aktivierst du das Amulett zusätzlich mit deiner Intention:
Jedes Amulett ist bereits mit der Energie und den Eigenschaften des entsprechenden Erzengels oder der himmlischen Wesenheit programmiert und aktiviert, um ein permanentes Feld zu erzeugen. Was du noch ergänzen kannst, ist *deine reine Intention.* Definiere eindeutig, welchen permanenten Zustand du mit Hilfe des Amuletts

erreichen möchtest und notiere alles. Erinnere dich, dass die Engel immer den freien Willen des Menschen respektieren.

Wobei dir das Amulett nicht helfen wird, ist, eine Situation zu erschaffen, die nicht deinem höheren Wohl dient und es kann auch nicht andere Menschen beeinflussen. Das bedeutet beispielsweise, dass du nicht das Amulett von Erzengel Raphael tragen und erwarten kannst, dass andere dadurch geheilt werden.

Setze dich ruhig hin und stelle sicher, dass du nicht unterbrochen wirst. Lege das Amulett auf dein Herz und schließe deine Augen. Rufe nun den Erzengel des Amuletts und bitte ihn, dir dabei zu helfen, es mit deiner Intention zu aktivieren.

Beispiel mit Amulett von Erzengel Ariel:

> *„Lieber Erzengel Ariel, bitte unterstütze mich dabei, meinen Lebensplan zu erkennen und zu erfüllen. Hilf mir meinen Erfolg durch Begeisterung aufzubauen und daran zu glauben, dass ich es wert bin materiellen Wohlstand in meinem Leben zu haben. Öffne mich für Reichtum aus erwarteten und unerwarteten Quellen. Ich danke dir von Herzen."*

Nimm dir so lange Zeit, wie du brauchst. Fühle bereits Dankbarkeit für die Unterstützung, die du von ihm bekommen wirst, um dein gewünschtes Feld aufzubauen.

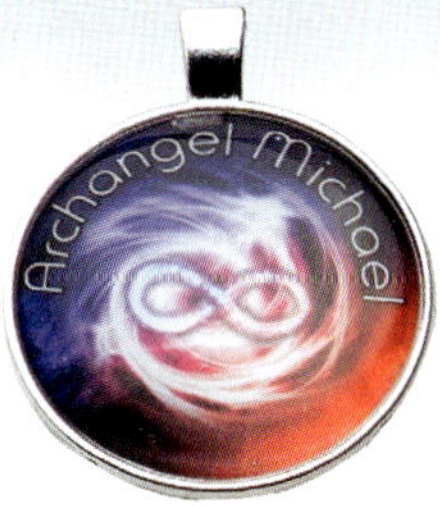

Erzengel Michael

Seite 168

- Göttlicher Schutz und Gerechtigkeit
- Stärke
- Mut

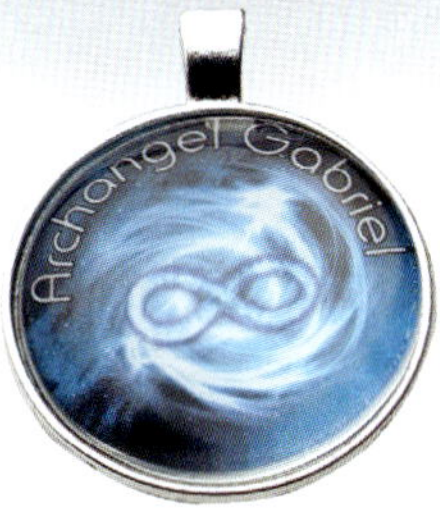

Erzengel Gabriel

Seite 169

- Freiheit
- Beseitigt Hindernisse und Blockaden
- Eröffnet Wege und Möglichkeiten

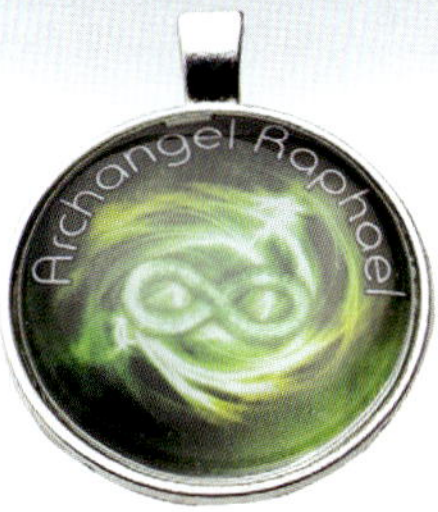

Erzengel Raphael

Seite 170

- Gesundheit
- Heilung
- Langlebigkeit

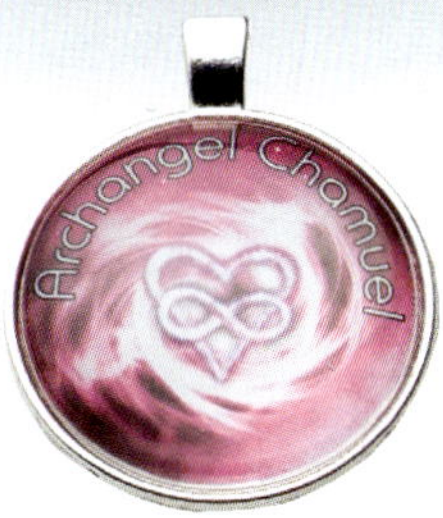

Erzengel Chamuel

Seite 171

- Liebe und Güte
- Partnerschaft
- Liebenswürdigkeit
- Verständnis
- Harmonie und Gelassenheit

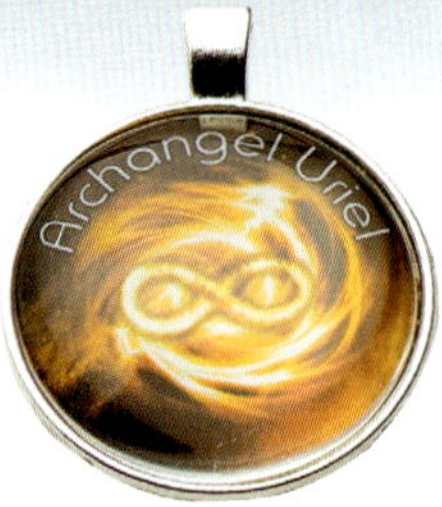

Erzengel Uriel

Seite 172

- Vision
- Inspiration
- Manifestation

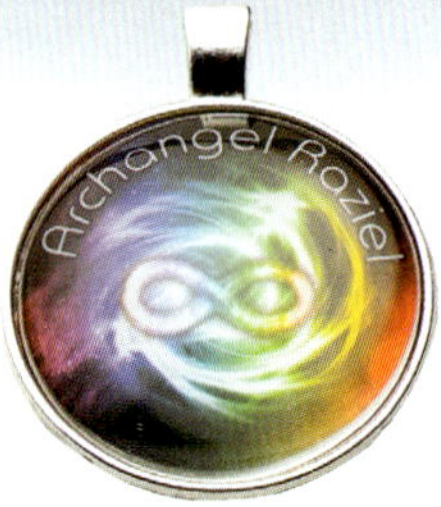

Erzengel Raziel

Seite 173

- Verbindung zum Quantenfeld
- Quantensprung

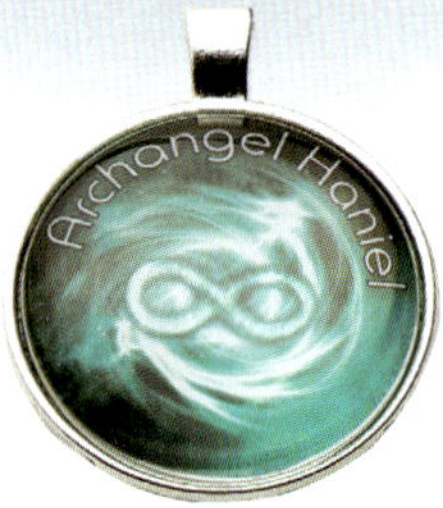

Erzengel Haniel

Seite 174

- Selbstbewusstsein
- Selbstvertrauen
- Charisma
- Guter Ruf
- Mut und Zuversicht

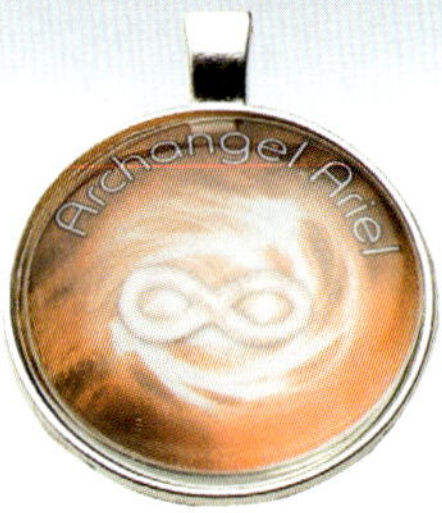

Erzengel Ariel

Seite 175

- Fülle
- Wohlstand
- Selbstrespekt
- Befreiung von Schuldgefühlen

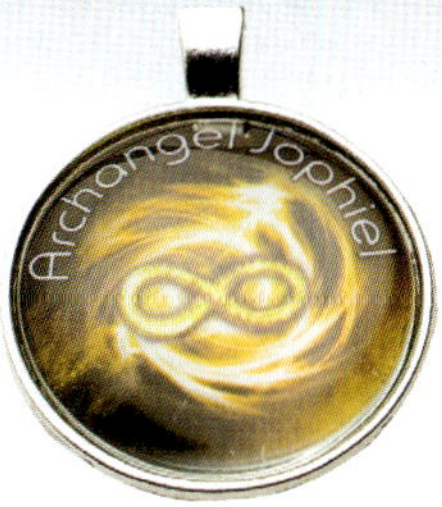

Erzengel Jophiel

Seite 176

- Höheres Wissen
- Weisheit
- Göttliche Synchronizität

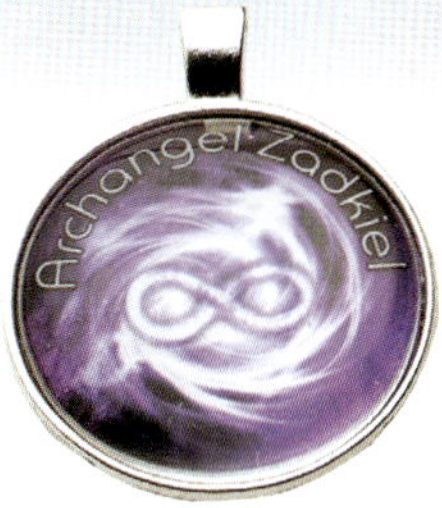

Erzengel Zadkiel

Seite 177

- Transformation
  auf allen Ebenen

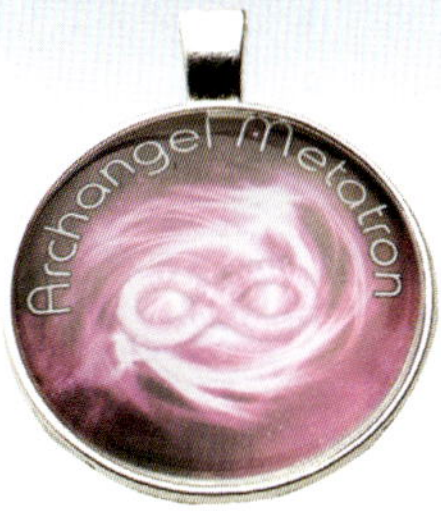

Erzengel Metatron

Seite 178

- Zugang zur Akasha
  Chronik
- Karma lösen
  und Dharma erschaffen

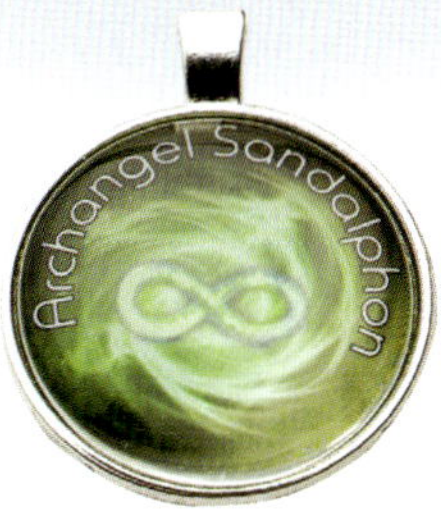

Erzengel Sandalphon

Seite 179

- Traum- und
  Wunscherfüllung
- Zwillingsseele anziehen
- Inneres Kind heilen

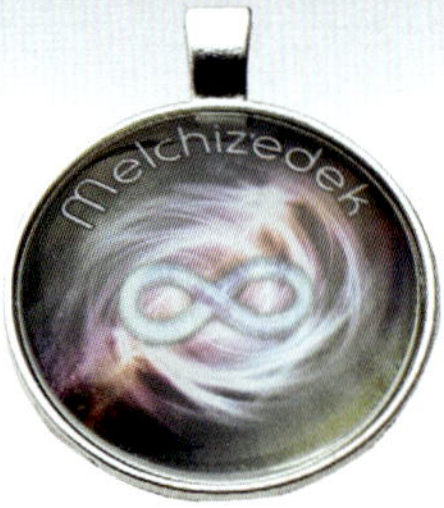

Melchizedek -Vater der Engel

Seite 180

- Unendliche Weisheit
- Höheres Bewusstsein
- Erleuchtung

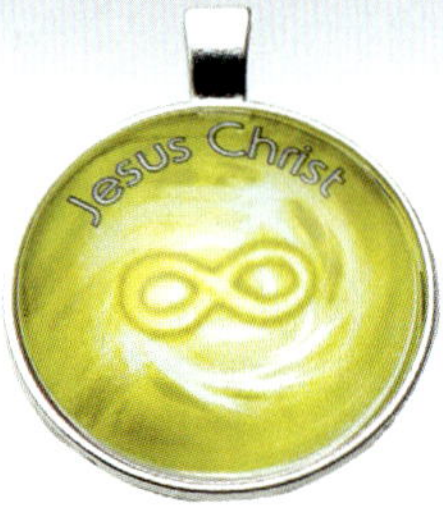

Jesus Christus

Seite 181

- Göttliche Gnade
- Vergebung
- Auferstehung der Seele

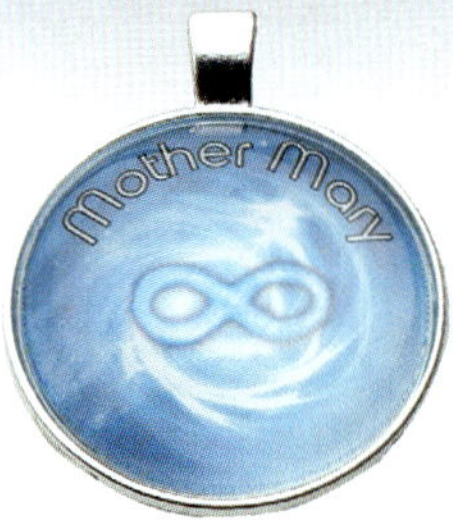

Mutter Maria

Seite 182

- Selbstbewusstsein
- Selbstvertrauen
- Charisma
- Guter Ruf
- Mut und Zuversicht

Das Amulett der Multidimensionalspirale

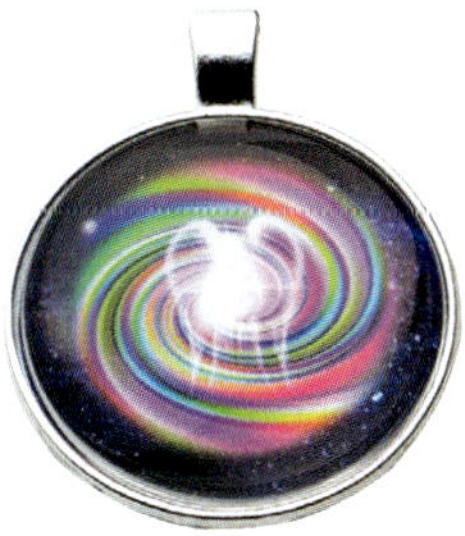

Hochschwingende Frequenzen und Informationen aus allen Engelschören. Das Amulett der Multidimensionalspirale eignet sich nur für Menschen, die die AQS Initiation erhalten haben. Es bewirkt eine permanente Verbindung mit den hochfrequenten Energiefeldern der Engel-Heilenergie. Die Spirale aktiviert fortwährend die Energiekörper und Chakren und sorgt für einen verstärkten Energiefluss in unseren Meridianen.

Da wir durch die AQS Initiation zum Kanal für die Engelquantenspiralen werden, ist es eine der wichtigsten Aufgaben dieses Amuletts, unseren Kanal aufrechtzuerhalten und zu verstärken.

Die Multidimensionalspirale bewirkt eine effektivere Anwendung der AQS Methode. Durch sie werden uns ständig Informationen aus der Engelswelt zugeführt, sodass wir bessere Resultate erzielen.

Das Amulett der Merkaba Spirale von Seraphiel

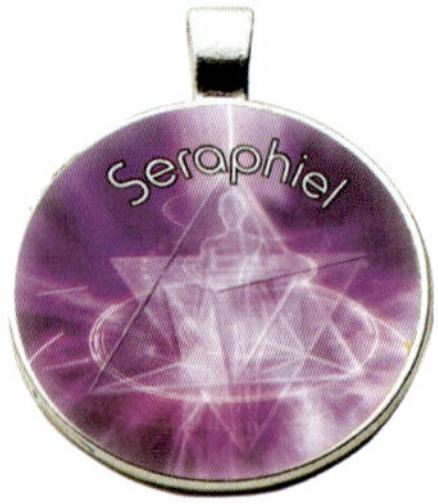

Dieses besondere Amulett aktiviert die Merkaba. *(Merkaba bedeutet: Mer = Licht, ka = Geist, ba = Körper oder Realität).* Sie ist ein energetisches, elektromagnetisches Feld von strahlendem Licht das unseren Körper und unser Aurafeld umhüllt und etwa 18 Meter Durchmesser hat. Wenn wir dieses Feld aktivieren, erschaffen wir enorme Fähigkeiten, um uns und andere zu schützen und zu heilen. Außerdem bewirkt es, dass wir körperlich, emotional, mental und spirituell ins Gleichgewicht kommen und unsere Schwingung erhöhen.

Die Merkaba steht für reine göttliche Energie, die harmonisiert, belebt, ausbalanciert, fließt, sich bewegt und sich ständig dreht. Sie dehnt sich in alle vier Richtungen aus, während sie uns auf unserem Lebensweg unterstützt. Es heißt, dass wir mit der Merkaba in jede spirituelle Dimension und Zeit reisen können. Sie hilft unsere männliche und weibliche Energie in Einklang zu bringen, denn nur aus diesem Zustand heraus, können alle unsere Wünsche erfüllt werden.

Eine Merkaba besteht aus zwei Tetraedern, die sich schnell in entgegengesetzte Richtungen drehen und einen Lichtkörper erzeugen. Aufgestiegene Meister benutzen ihre Merkaba, um sich mit höheren Dimensionen zu verbinden. Wenn die Merkaba aktiviert ist, verbindet sie uns mit der Ursprungsenergie aus der Quelle. So wird die DNA vollständig aktiviert und unser Körper kann sich selbst heilen und schützen. Man sagt, dass in ihr das

Potenzial für die Unsterblichkeit und grenzenlose Schöpfung vorhanden ist.

Das Schutzengel Amulett der Chakra Aktivierung

Dieses Amulett aktiviert mit Hilfe deines Schutzengels

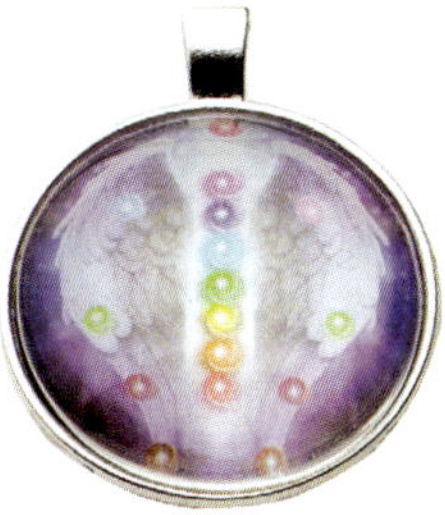

die Haupt- und Nebenchakren. Es sorgt dafür, dass negative Informationen die in ihnen gespeichert sind und sie blockieren, sich sanft auflösen, damit wir wieder Harmonie und Lebensfreude erfahren können. Es aktiviert unsere Selbstheilungskräfte und fördert so unsere Gesundheit auf körperlicher, geistiger und seelischer Ebene.

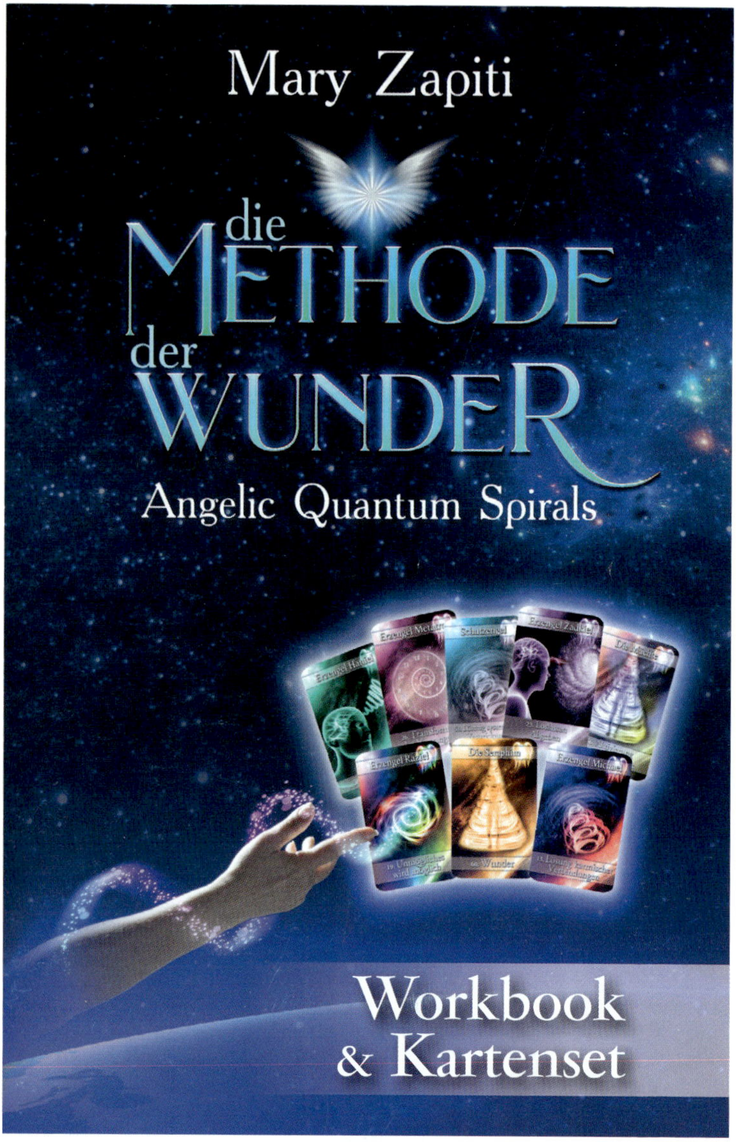

Workbook mit Kartenset demnächst erhältlich!